中国互联网医院现状与发展趋势

Current Situation and Development Trends of Internet Hospitals in China

主　编　李晓雪　杨善林

科学出版社

北　京

内 容 简 介

本书依托中国工程院"工程管理学部重点项目"（2020-XZ-24）支持，立足政策导向、技术革新与医疗需求三维视角，深度剖析互联网医院发展图景。全书共五章，系统梳理互联网医院的战略价值，对比国外医院数字化转型实践，梳理中国互联网医院发展现状与问题，明确建设指导思想与战略目标，并提出前瞻性政策建议。本书介绍了我国互联网医院建设历程，深度挖掘实践经验与发展启示，围绕顶层设计、运营模式、技术应用、监管体系等行业核心议题展开深度剖析。同时，聚焦未来十年行业发展，以战略路径规划与实施建议为锚点，致力于推动互联网医院向标准化、智能化、协同化方向进阶，优化医疗资源配置格局，提升医疗服务可及性与效率。

作为互联网医院实施的重要理论与实践指南，本书适合医院管理人员和互联网医院从业人员阅读与参考。

图书在版编目（CIP）数据

中国互联网医院现状与发展趋势 / 李晓雪，杨善林主编. — 北京：科学出版社，2025. 6. — ISBN 978-7-03-082509-4

I. R197.324

中国国家版本馆CIP数据核字第20255UQ310号

责任编辑：丁慧颖 / 责任校对：张小霞
责任印制：肖 兴 / 封面设计：吴朝洪

科学出版社 出版
北京东黄城根北街16号
邮政编码：100717
http://www.sciencep.com

北京九州迅驰传媒文化有限公司印刷
科学出版社发行 各地新华书店经销
*
2025年6月第 一 版 开本：787×1092 1/16
2025年6月第一次印刷 印张：7
字数：120 000
定价：68.00元
（如有印装质量问题，我社负责调换）

《中国互联网医院现状与发展趋势》编写人员

主　编　李晓雪　杨善林

副主编　施凯文　郝昱文　罗仕明　卢清君

编　者　（按贡献大小排序）

吉　栩　赵　培　冯南平　丁　帅

袁　东　陈　桢　王世鹏　李　明

杜　翔　杨绍波　暴　雨

序

互联网医疗作为医疗健康领域的一项重要创新，已经逐渐从概念走向实践，并在全球范围内产生了深远的影响。尤其是在中国，随着技术的不断进步、政策的积极推动及社会需求的变化，互联网医院这一新兴医疗形式已成为促进医疗行业变革和提升公共健康的重要支持。互联网医院不再只是简单的线上医疗服务，它融合了人工智能、大数据、云计算、5G通信等多种先进技术，推动了传统医疗模式的深度转型。与此同时，互联网医院的快速发展也带来了许多新的问题与挑战，尤其是在行业规范、技术安全、服务质量、医患关系等方面。如何在这样一个蓬勃发展的行业中找到平衡点，确保互联网医院能够健康可持续发展，成为产业界和学术界亟待解决的课题。

《中国互联网医院现状与发展趋势》正是在这样的背景下组织编写的，旨在全面解析中国互联网医院的现状、探索其发展趋势、揭示面临的挑战，并为未来互联网医院的创新与发展提供一些思路和参考。本书不仅结合中国特有的社会环境、医疗体制和技术发展状况，全面剖析了互联网医院的多维度发展，还从政策、技术、市场、服务等角度深入探讨了行业的现状及发展趋势。

互联网医院作为一种创新的医疗服务模式，诞生于互联网技术迅猛发展的背景下。最早的互联网医院概念于21世纪初提出。随着互联网技术的普及和医疗需求的逐步增加，传统的线下医疗模式已无法满足社会日益增长的健康需求，尤其是在偏远地区或医疗资源匮乏的地区，线上医疗服务的需求更为迫切。互联网医院应运而生，其本质是借助互联网技术，打破时间和空间的限制，让患者通过线上平台能享受到便捷、实时的医疗服务。中国的互联网医院经历了从探索到快速发展的过程。2015年，国务院发布了《关于积极推进"互联网+"行动的指导意见》，为互联网医疗行业的发展提供了政策支持和法律框架。随后，各类互联网医疗平台如雨后春笋般涌现，涵盖了在线咨询、远程诊疗、在线购药等多个环节，推动了互联网医院的蓬勃发展。

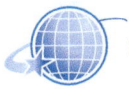

近年来，中国的互联网医院发展进入了一个黄金时期。特别是在新冠疫情暴发后，传统的线下医疗模式在疫情防控中面临巨大的压力，互联网医院作为一个快速响应的线上医疗渠道，迅速得到广泛应用。政府出台的一系列政策文件，也为互联网医院的快速发展创造了良好的环境。例如，国家卫生健康委员会、国家中医药管理局发布的《互联网医院管理办法（试行）》明确提出，互联网医院应当在确保医疗质量和安全的前提下，积极开展各类健康服务。同时，政策对于互联网医院资质的要求也逐渐规范化，推动了行业的规范发展。

目前，中国的互联网医院涵盖了从基础医疗服务到专业诊疗的广泛领域。医疗平台不仅提供简单的在线问诊，还包括了远程监测、健康管理、疾病预防、心理咨询等多种服务。以"互联网+"为基础，医生可以通过远程视频、语音通话、在线文本等方式与患者进行沟通，甚至可以通过人工智能辅助系统来辅助诊断和给出治疗决策。患者可以在线申请开具处方，享受快捷的送药上门服务，诊疗过程更加高效。技术的不断创新也为互联网医院的快速发展注入了强大的动力。

与此同时，互联网医院在为患者提供便利的同时，也积极推动了医疗资源的合理分配。通过远程医疗，互联网医院的专家能够为偏远地区的患者提供医疗服务，极大地缓解了城乡医疗资源不均的矛盾。尤其是在一些二三线城市和农村地区，互联网医院的出现弥补了传统医疗体系中医疗资源短缺的不足，改善了患者的就医体验。

然而，尽管互联网医院在发展过程中取得了显著的成就，但在快速发展的背后，仍然面临着许多亟待解决的问题和挑战。首先，行业规范的缺失仍然是互联网医院发展中的一个突出问题。随着互联网医院数量的激增，一些低水平、不规范的平台和服务逐渐显现，这不仅影响了医疗服务的质量，也让部分患者产生了不信任感。如何建立完善的行业标准和监管机制，确保互联网医院能够提供高质量、安全的医疗服务，成为当前行业发展的关键问题。其次，技术与医疗的深度融合仍然是互联网医院面临的一大挑战。互联网医院虽然借助了先进的技术手段，但如何确保这些技术真正提高诊疗质量，为患者提供科学有效的医疗服务，仍然是一个悬而未决的问题。人工智能、5G网络等技术在医疗领域的应用尚处于不断探索之中，技术的成熟度和适应性还有待进一步验证。

数据安全与隐私问题也是互联网医院面临的重要问题。患者在使用互联网医院时，会产生大量的个人健康数据，包括病史、诊疗记录、处方信息等。这些数据的安全性和隐私保护成为行业发展的重要关注点。如何确保数据不被滥用？如何合理运用大数据分析技术，既能为患者提供个性化的诊疗服务，又能有效保护患者隐私？这些都是行业发展的关键课题。另外，医生和患者的适应问题也值得关注。尽管互联网医疗技术越来越先进，但不少医生和患者在接受和适应互联网医院的过程中，仍然面临一定的心理和技术障碍。医生是否能够有效地在线上与患者建立起信任关系？患者是否能够适应这种新的诊疗模式？这些问题对互联网医院的可持续发展至关重要。

展望未来，互联网医院将迎来更加广阔的发展空间。首先，技术创新将继续推动互联网医院的发展。随着5G、人工智能、大数据等技术的逐步成熟，互联网医院的诊疗服务将更加智能化、精准化。大数据分析将助力互联网医院为患者提供个性化的健康管理方案；人工智能技术可辅助医生进行更高效的诊断和治疗；5G技术则能带来更为流畅的远程医疗体验。其次，随着政策法规的不断完善，互联网医院的监管将更加规范。政府相关部门将进一步明确互联网医院的资质认证、服务标准和监管机制，从而推动该行业朝着健康、有序的方向发展。同时，行业标准的完善将为患者提供更多保障，提高社会公众对互联网医院的信任度。未来互联网医院还将向全科医疗服务的方向发展。随着技术的不断成熟，越来越多的互联网医院将不再局限于提供基础的在线问诊，而是向综合性的医疗服务拓展。患者可以通过互联网医院参与健康体检、慢性病管理、康复治疗等全方位的健康管理，形成线上线下结合的全生命周期健康服务体系。最后，互联网医院的发展将与医疗大数据深度融合，成为未来智慧医疗的重要组成部分。随着技术的进步，互联网医院将通过大数据分析，精准预测疾病的发生，制定个性化的预防措施，并为公共卫生决策提供数据支持。

总体来说，互联网医院作为中国医疗行业的一项重要创新，正在推动医疗服务向着更加高效、便捷和智能化的方向发展。尽管面临诸多挑战，但随着技术进步和政策完善，互联网医院无疑将成为未来医疗服务体系中不可或缺的一部分。

本书全面梳理中国互联网医院的现状与发展趋势，旨在为行业从业者、学术界及社会公众提供有价值的参考，推动中国互联网医疗行业的健康、有序发展。

希望本书能够为互联网医疗的创新与发展提供新的思路，并为未来互联网医院的建设与发展做出应有的贡献。

杨善林

2025年3月

前　言

在信息技术飞速发展的今天，互联网的广泛应用已经渗透到了我们生活的方方面面。从工作到娱乐，从学习到购物，互联网的存在和影响无处不在。在这样的大背景下，互联网医疗作为一种全新的健康服务模式，也逐渐走进了公众的视野。近年来，随着技术的成熟和政策的支持，互联网医院将成为现代医疗服务的重要组成部分。互联网医院作为传统医疗行业与互联网技术融合的产物，正在改变着人们就医的方式，也推动着整个医疗行业的深刻变革。互联网医院不仅能够为患者提供便捷的在线问诊、远程会诊、健康管理等服务，还为医疗资源的优化配置提供了新的思路。通过互联网技术，医疗服务不再局限于医院的实体范围，患者可以足不出户，通过智能终端获取医疗服务，这种便捷性、时效性和高效性正是传统医疗模式所无法比拟的。

我国传统医疗行业目前存在着医疗资源分配不均，医患矛盾突出，患者就医难等问题。随着国家对互联网医疗的政策支持和鼓励，互联网医院逐步发展壮大，形成了一定的规模和体系。从最初的单纯在线问诊到现在的远程诊疗、线上药品配送、健康管理等一系列创新服务，互联网医院不仅在提升医疗服务可及性和公平性方面发挥了积极作用，也在推动医疗行业信息化建设方面起到了重要作用。从最早的远程医疗到现在的互联网医院，人工智能、物联网、大数据等高新科技的发展，使得医疗服务走向真正意义的智能化。互联网医院的发展也迎来了前所未有的机遇。2014年8月，国家卫生和计划生育委员会发布《关于推进医疗机构远程医疗服务的意见》，肯定了远程医疗的重要性。2020年10月，国家医疗保障局印发了《关于积极推进"互联网＋"医疗服务医保支付工作的指导意见》，在国家政策层面对互联网医院的发展提供了支撑。如何让国内医疗行业步入规范的"快车道"，让智慧医疗逐步走进寻常百姓家，是当前医疗行业面临的首要问题。然而，尽管互联网医院在发展过程中取得了显著的成就，但在快速发展的背后，仍然面临着许多亟待解决的问题和挑战。首先，行业规范的缺失仍然是互联网医院发展中的重要问题。随着互联网医院数量的激增，一些低水平、不规范的平台和服务逐渐显现，这不仅影响了医疗服务的质量，也让部分患者对互联网医院产生了不信任感。如何建立完善的行业标准和监管机制，确保互联网医院能够提供高质量、安全的医疗服务，成为当前行业发展的关键问题。

为了促进互联网医院的发展，构建数据化、标准化、智能化、规范化和规模化的互联网医院平台，以患者为核心，以提升医疗质量为目的，切实达到"三个方便""两个提高""一个降低"的目标，本书梳理了"互联网+"医疗服务的现状、问题、政策及发展趋势，提出了新技术、新模式、新产业引领的医疗智慧化的构想，并结合中国实际情况提出了互联网医院的政策发展建议，旨在为互联网医院的发展提供新的思路。

李晓雪

2025 年 4 月

目　　录

第一章

互联网医院发展的战略意义

一、互联网医院的发展背景

（一）我国医疗行业存在的问题

1. 人口老龄化、慢性病人口上升

国务院办公厅印发的《社会养老服务体系建设规划（2011—2015年）》指出：目前，我国是世界上唯一一个老年人口数超过1亿的国家，且正在以每年3%以上的速度快速增长，是同期人口增速的5倍多。中国城乡失能和半失能老年人约3300万，占老年人口总数的19%。中国老年人口数量变化及趋势预测如图1-1。人口老龄化现象日趋严重，不仅为政府带来了严重的财政负担，也使其子女面临着工作及生活的双重压力。此外，中国慢性病呈现高发趋势，以心脑血管疾病、肿瘤、糖尿病等为代表的慢性病正在危害国民健康与社会稳定。慢性病的治疗周期长、治疗费用高，如何及时管理并控制慢性病以及如何提前预测和预防慢性病的发生一直是国家关心的问题。国务院印发的《"十四五"国家老龄事业

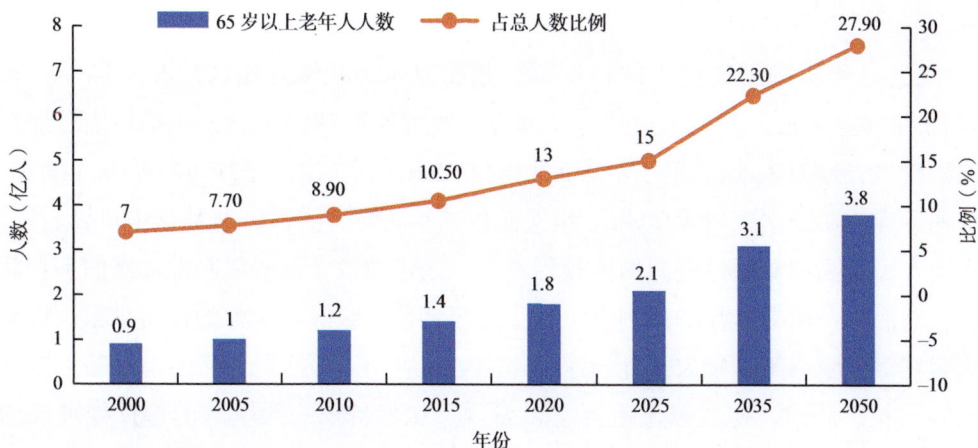

图1-1 中国老年人口数量变化及趋势预测

发展和养老服务体系规划》指出，实施积极应对人口老龄化国家战略，以加快完善社会保障、养老服务、健康支撑体系为重点，推动医疗卫生、养老服务数据共享，完善医养结合信息管理系统。推进"互联网+医疗健康""互联网+护理服务""互联网+康复服务"，发展面向居家、社区和机构的智慧医养结合服务。

2. 医疗资源分配失衡问题亟待解决

中投顾问在《2016—2020年中国互联网+医疗行业深度调研及投资前景预测报告》中指出，我国医疗资源极度匮乏且分配不均，优质医疗资源向东部及一线城市倾斜。在优质医疗资源配置上，北京和上海每千人口卫生技术人员数量远超中西部城市。优质资源的过度集中将导致中西部区域看病难、看病贵等不良状况发生。而在线问诊、远程医疗及智能可穿戴设备的发展有望改善这一状况，提升整体医疗水平，降低国家和个人的医疗支出。

具体而言，我国医疗资源分配主要存在以下几个问题：地域性的分配不均、城乡的分配不均，以及就诊需求造成的医疗资源紧缺。从地域角度看，东部沿海地区资源丰富，而中西部相对匮乏；从城乡角度看，优质医疗机构汇集于中心城市。这两方面的不均衡带来了显著的相乘效果。以2018年的数据为例，北京城市执业医师数量为6.6人/千人，而安徽农村执业医师数量仅为1.0人/千人。同时，基层医院卫生条件较差、医疗资源质量较差，而三级医院资源较少却又承担着大量的诊疗服务压力。从执业医师教育水平看，2018年我国医院执业医师中，研究生和本科生占75.5%，但在乡镇卫生院，这一比例于则降至29.4%，村卫生室则更是低至3.1%。这一系列数据充分反映了我国医疗资源的失衡，难以满足我国人民对优质医疗资源的需求。医疗资源与就诊需求的失衡让"看病难"问题日益突出。

3. "小病大治"的就医习惯根深蒂固

《2023年中国卫生健康统计年鉴》数据显示，我国三级医院在2018年共诊疗18.5478亿人次，平均每位执业（助理）医师诊疗1952人次，平均每所三级医院诊疗72.792万人次；而一级医院共诊疗2.2464亿人次，平均每位执业（助理）医师诊疗1367人次，平均每所一级医院仅诊疗2.07万人次。从数据中可以看出，我国人民对高等级医疗资源的依赖程度高，这也造成了高等级医院设施的拥挤状况。然而，在所有诊疗的病例中，真正需要接受三级医院医疗的仅占少数，这意味着三级医院承担的绝大部分诊疗工作完全可以由一级医院，甚至下级基层医疗机构承担。同时，通过以上数据可以发现，虽然目前三级医院的诊疗处理能力强、医疗资源密度高，但大型医院的拥挤增加了病患在医院的停留和等待时间，并增加了潜在的医源性和传染性风险。因此，提升基层医疗机构的处理能力和诊疗质量，建立完善的分级诊疗和互联互通机制，是解决我国有关医疗资源不平衡问题的关键，也是互联网医院发展战略着力攻克的重要方向。

4. 医疗服务效率和质量有待提升

当前，我国医疗服务流程仍存在诸多问题，严重影响患者就医体验。例如，患者在医院就诊时往往需要经历排队挂号、候诊、检查、缴费等多个环节，流程繁琐且耗时较长。这种低效的服务流程不仅增加了患者的就医成本，也降低了医疗服务的整体效率。除此之外，医疗服务体系运行效率分析结果表明，我国大部分省市的医疗服务体系运行效率处于较低水平，其主要原因是医疗机构相关人员技术水平较低。基层医疗机构的人员配备不足、技术水平有限，难以满足居民的基本医疗需求；基层医务人员的教育和培训机会不足，导致其技术水平和服务能力有限。例如，社区卫生服务中心和乡镇卫生院的基层医生中分别有25%和42%未达医学大专学历。教育水平的不足使基层医生在医疗工作中对抗生素、降压药物等不规范使用现象较为普遍，在心绞痛、高血压、糖尿病等病症的处置上也不够规范，严重影响了医疗工作的质量与效率。基层医院在疾病预防、慢性病管理等方面未能充分发挥作用，导致大量患者在发病后直接涌入大医院，进一步加剧了医疗服务效率低下。部分地区还存在"高投入低产出"的现象，医疗资源的利用效率未能达到最优水平。此外，我国不同地区、不同层级的医疗机构之间医疗服务对接不完善，呈碎片化特征，难以实现医疗服务的协同性和高效性。患者在不同医疗机构之间转诊时，信息传递不畅，导致重复检查和治疗，增加了患者的经济负担和时间成本。

5. 医疗信息化建设滞后

我国医疗信息化建设在近年来虽取得了一定进展，但整体仍落后于发达国家和地区，难以满足现代医疗服务的高效需求，这一问题在多个层面表现突出。

第一，从基础设施来看，我国医疗信息化的硬件和软件投入不足。许多基层医疗机构信息化设备陈旧、网络带宽有限，难以支持大规模数据传输和远程医疗服务。同时，医疗软件系统的功能较为单一，缺乏智能化和个性化设计，无法满足复杂多样的医疗业务需求。这种基础设施的薄弱限制了医疗服务的数字化转型，导致医疗信息传递效率低下，进而影响医疗服务的整体质量。

第二，医疗信息化建设缺乏统一的顶层设计和标准规范。不同地区、不同层级的医疗机构之间信息化建设水平参差不齐，数据格式和接口标准不一致，导致信息难以互联互通。例如，患者在不同医院就诊时，因医院之间无法共享病历和

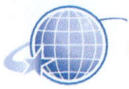

检查结果，往往需要重复检查。这种"信息孤岛"现象不仅浪费了医疗资源，也增加了患者的就医成本和时间成本。

第三，医疗信息化领域相关人才短缺。医疗信息化需要医学和信息技术的复合型人才，但我国目前这类人才极为匮乏。基层医疗机构尤其缺乏专业的信息化管理人员，导致信息化设备和系统的维护、更新和升级难以顺利进行。除相关信息化管理人员，医务人员也应具备对信息化系统的基础操作能力。对相关人员的培训不足也影响了信息化系统的有效应用。

第四，医疗数据的安全和隐私保护问题亟待解决。随着医疗信息化的推进，大量患者个人信息和医疗数据在存储和传输过程中，面临着较高的数据泄露风险。然而，我国在医疗数据安全方面的法律法规和技术手段相对滞后，难以有效保障患者隐私和数据安全。一旦发生数据泄露，不仅会损害患者权益，还会影响医疗机构的公信力。

第五，医疗信息化的应用深度和广度不足。尽管许多医院已经建立了电子病历系统和医院信息系统（hospital information system，HIS），但这些系统的应用大多停留在数据录入和存储的初级阶段，缺乏对数据的深度挖掘和分析。我国人口基数大，医疗数据丰富，但在疾病预测、个性化治疗方案制定等方面，医疗大数据的应用仍处于起步阶段，远未能充分发挥其潜在价值。

我国医疗信息化建设滞后的问题不仅降低了医疗服务的效率和质量，也制约了医疗资源的优化配置和医疗服务模式的创新。这些问题的解决，需要政府、医疗机构和社会各方共同努力，通过加大投入、完善顶层设计、加强人才培养、提升数据安全水平，推动信息化技术与医疗服务的深度融合。

通信技术的发展催生了远距离医疗协作模式，即远程医疗。在早期，远程会诊主要依靠电话交流；随着通信工具的发展，卫星、光纤等通信工具成为新载体，配合数字化医疗与医院信息系统的发展，使得医疗信息可以通过数据的形式分享给远程的专家。在数字化信息技术和现代通信技术的基础上发展来的远程医疗也逐步走入医疗机构并逐渐得到推广。在数字化技术的推动下，现代通信技术发展迅速，互联网、物联网、移动通信成为主流。通信媒介从原始的电脉冲模拟信号演化成为数字化数据包传输。"互联网+"战略得到了国家的大力推动，在千行百业中掀起了新一轮的技术创新风潮。"互联网+"概念已经极大程度突破了远程医疗原有的内涵，无限扩大了外延。互联网强大的连接能力把大数据、云计算、人工智能连接在一起，形成集成创新能力，同时把各类社会资源连接起来形成新技术创新源泉。生产力创新发展带来了新模式、新机制，也是新机遇。目前，互联网医院还没有明确的定义。从其承担的功能角色来看，互联网医院是指通过互联网信息技术，将实体医疗机构的医疗资源进行整合和优化，实现在线挂号、在线问诊、在线开具处方、在线检查检验结果查询等功能的平台。患者可以在家中通过电脑、手机等终端设备，与医生进行实时沟通和交流，获取医疗服务。它将传统医院与"互联网＋"技术融合起来，连通了医疗服务的需求方、服务方、支付方和药品提供方，为患者提供分层、协同、联合、全程、连续的医疗保健服务。

（二）互联网医院的运行模式

2018年国家卫生健康委员会和国家中医药管理局关于《互联网医院管理规范办法（试行版）》（国卫医发〔2018〕25号）中提出了两种互联网医院模式。

1. 以医疗机构为主体

利用互联网信息技术拓展医疗服务的时间和空间，把互联网医院作为医疗机构的第二名称，实现线下医院的互联网化。该模式可分为两种类型。①医院自建平台，将部分医疗服务在线化，由医生开展网上问诊服务。典型例子：浙一互联网医院由浙江大学附属第一医院主导建设，引入相关软件，开展互联网诊疗服务。②医院主导，第三方平台提供技术服务。典型例子：深圳市宝安中医院网上医院，由深圳宝安中医院提供在线问诊、开电子处方等诊疗服务，互联网医疗服务平台健康160提供技术支持，160大药房负责药品配送。

2. 以互联网企业为主体

一些互联网公司和企业申办互联网医院，依托自身平台为患者提供服务。申报成立互联网医院公司时，若医生要在该网上医院执业，必须备案到所挂靠的医院。因此，无论是什么类型的公司和企业都必须挂靠实体医院。具体也可分为两种类型。①与地方政府和医院合作成立公司。典型例子：乌镇互联网医院，由微医集团主导建设。②由政府主导审核，互联网企业申请建设互联网医院，并在当地注册互联网医院公司。典型例子包括好大夫在线银川智慧互联网医院、微医宁夏互联网医院、银川丁香互联网医院、银川春雨互联网医院、银川京东互联网医院、银川云海翼互联网医院等17家互联网医院。其中，微医集团是互联网医院体系下最活跃的互联网企业，旗下有21家互联网医院。

（三）互联网医院的功能

自2018年《互联网医院管理办法（试行）》颁布以来，互联网医院的功能不断延伸，功能的模块化也愈发清晰。

1. 顶层功能

互联网医院的顶层功能主要围绕优化医疗服务模式、提升患者就医体验和推动医疗资源高效配置展开。其核心目标是通过技术手段实现医疗服务的线上化、智能化和全流程覆盖，打造线上线下一体化的医疗服务闭环。具体包括以下内容。①全流程医疗服务：覆盖诊前、诊中、诊后的全病程管理，包括在线问诊、复诊开方、检查预约、康复指导等，满足患者多元化需求。②专科与多学科融合：结合医院特色专科，提供多学科远程会诊、联合门诊等服务，提升疑难病例的诊疗效率。③数据驱动的管理决策：通过大数据分析优化医疗资源配置，为科室建设、药品管理等决策提供支持。④线上线下融合：推动线上服务与线下实体医院的深度结合，优化患者就医流程，缓解线下门诊压力。⑤健康管理与慢病管理：提供慢病随访、健康档案管理、健康宣教等服务，提升患者的健康管理能力。

这些功能通过顶层设计，推动互联网医院成为医疗服务体系的重要组成部分，提升医疗服务的整体效率和质量。

2. 底层功能

互联网医院的底层功能主要聚焦于技术支撑和基础服务，确保平台的稳定运行和数据安全，是互联网医院高效运作的基础。具体包括以下内容。①数据交互与整合：通过接口技术实现HIS与互联网平台的无缝对接，打通院内、院间的数据壁垒，整合医疗资源和患者数据。②安全保障体系：构建符合信息安全等级保护三级标准的安全防护体系，保障患者隐私和医疗数据的安全。③基础医疗服务：提供在线问诊、预约挂号、报告查询、电子处方开具等基础功能，满足患者日常就医需求。④用户与医生管理：支持用户注册、实名认证、医生资质审核等功能，确保平台用户和医疗服务提供者的身份合法性。⑤运营与推广：通过线上线下推广、运营数据分析等手段，提升平台的用户活跃度和医疗服务的渗透率。

这些底层功能为互联网医院的高效运行提供了技术保障，确保医疗服务的稳定性和安全性。

3. 业务功能

互联网医院的业务功能可大致分为就医服务、在线诊疗、健康服务、远程医疗协同、家庭医生服务以及第三方协作服务等模块。①就医服务模块：主要利用信息化技术，完善患者在医院就诊时的功能服务，具体包括预约挂号、排队叫号、智能导诊、报告查询、在线支付、住院服务等。②在线诊疗服务模块：是目前大多数互联网医院平台已经实现的功能，也是短期内能为平台带来较多流量和转化的功能，具体包括在线复诊、慢病续方、在线审方、药品物流、在线查询检验检查单等。③健康服务模块：该模块与传统医疗的关联相对较低，对医疗资源的需求程度较低，且涉及更多外部关联领域。它不仅能覆盖患者的慢性病周期及健康用户的日常健康管理，还能在患者的急性发病期提供辅助，因此是信息化公司主导的互联网医院重点开发的功能。具体包括健康咨询、健康资讯、健康评估、随访服务等。④远程医疗协同模块：注重医疗机构之间的互联互通和分级诊疗制度的推进，具体包括联合门诊、远程会诊、双向转诊、医技协同、远程教学、远程诊断等。⑤家庭医生服务模块：是分级诊疗模式的重要支撑模块，鼓励居民完成家庭医生签约，由家庭医生帮助完成基础诊疗和第一步分诊。具体功能包括家庭医生签约、健康档案管理、慢病管理、妇幼保健管理、健康监测服务等。⑥第三方协作模块：通过与外部第三方合作，延伸互联网医院服务能力，拓展互联网医院服务内涵。具体包括与互联网支付方协同开发支付结算功能；与商业保险公司协同开发商保直赔快赔以及医疗数据核保功能；与物流到家服务商合作建立电子处方配送体系；与检验检测（包括基因检测）机构合作提升检验检测效率及服务流程；与体检机构合作建立体检和医疗快速转诊体系等。

二、互联网医院的内涵和特征

（一）互联网医院的内涵

1. 医疗属性

互联网医院提供的服务，本质上仍然属于医疗服务，因此其必须遵守线下医疗服务的相关法律规定，如《执业医师法》《医疗机构管理条例》《医师执业注册管理办法》《处方管理办法》等。2018年印发的《互联网医院管理办法（试行）》也贯彻了这一原则。例如，《互联网医院管理办法（试行）》第三条规定，国家按照《医疗机构管理条例》《医疗机构管理条例实施细则》对互联网医院实行准入管理。互联网医院本质上还是属于医疗机构内涵的延伸。根据《医疗机构管理条例》，设置医疗机构需要县级以上卫生行政部门批准，并取得《设置医疗机构批准书》。同样，互联网医院提供服务的专业服务人员如医师、护士等也分别需要满足《执业医师法》《护士管理办法》等相关规定。从医疗法律体系的构建来看，除了对医疗机构的规范，最主要的仍然是对从业人员的约束。由此可见，真正决定互联网医院内涵的是服务的供给方和需求方。

2. 互联网属性

尽管法律已对医疗服务中的医务人员作出相应规定，但随着互联网医院的发展，其服务供给人员不再局限于医生、护士、药师等传统医务人员，还涵盖互联网医院信息系统建设的实施和运维团队、服务运营团队，以及商业保险、外部药房、体检机构等其他第三方参与方。从目前互联网医院的发展情况来看，互联网医院应该要实现各个参与方的共赢，而共赢的基础是各方经济利益的可持续性。

首先，医生团队是医疗服务提供的主体力量，负责在线复诊、健康咨询、处方开具等核心医疗服务。可以说，医生团队的质量决定了互联网医院能否赢得用户的信任。在这点上，如何将医生在互联网医院的医疗服务内容纳入绩效考评体系，既涵盖经济利益，又涉及职称考评，以此提升医生的积极性，是互联网医院的重要内涵。除医生外，护士团队和药师团队也是核心医疗服务团队的组成部分。如何在互联网医院中找到评估护士团队和药师团队专业服务价值的方法，是提高互联网医院用户活跃度和黏性的重要途径。

其次，要关注互联网医院系统建设的实施和运维团队，以及互联网医院的运营方。依托实体医疗机构的互联网医院，其系统一般由医疗信息化企业或实体医疗机构内部信息化科室负责实施和运维。系统建设的实施和运维团队不仅需要有信息系统建设经验，还应对医疗机构内部运营机制和业务流程有一定了解。另外，互联网医院系统一般需要与医院原有的信息化系统，如HIS，统一接口后才能更好地实现与实体医疗机构流程的连通。因此，医疗机构原有的医疗信息化服务企业，由于与医疗机构有更好的协同性，往往更容易成为这类互联网医院系统的实施和运维厂商。而依托实体医院独立设置的互联网医院系统维护方往往为设置互联网医院的企业自身。这类企业往往具有较强的信息系统和应用程序的开发能力，但在医疗业务流程上往往与实际医疗流程有一定差距，系统功能偏向线上。

最后，互联网医院服务的供给方还应该包括互联网医院的运营方。医务人员凭借多年的医疗专业教育和医疗从业经验形成专业素养，且专业能力也集中体现在医疗服务提供上。然而，互联网医院的运营模式与传统医院不同，一般需要专门的运营人员。作为实体医疗机构第二名称的互联网医院，一般会沿用医院内部行政人员作为互联网医院运营人员。这部分行政人员的优势在于更熟悉线下医疗业务流程，但劣势是运营队伍的扩张会受到医院编制的限制。与之不同，独立设置的互联网医院往往会成立单独的互联网医院事业部。这类运营人员的优势在于激励机制灵活、团队扩编便捷、职责分工明确，劣势则是对传统医疗场景缺乏深刻理解。

（二）互联网医院的特征

从互联网医院服务的供给侧和需求侧出发，发现决定互联网医院是否成功的关键特征包括以下几点。

1. 互联网医院的经济性

经济性首先体现在患者层面，即医疗服务的定价是否在患者可接受范围内，这就涉及互联网医院服务的定价策略问题。其次，在医疗服务供给方层面，医生团队、护士团队、药师团队能否获得与其服务价值相符的收入，互联网医院系统建设实施和运维方能否获得合理回报，互联网医院运营方的工作能否获得认可并取得运营收入，都与经济性有关。只有当互联网医院平台服务的价格，在需求侧（患者）与供给侧（服务提供者）的经济性之间达到平衡，其业务模式才能真正实现可持续发展，进而在国家规划的指引下，完成互联网医院的历史使命，惠及普通老百姓。

2. 互联网医院的便利性

在互联网医院模式中，患者可以通过手机应用程序（application，APP）或网页等在线平台完成挂号、问诊、缴费、查看报告等一系列流程，无须亲自前往医院排队等候，极大地节省了时间和精力。互联网医院打破了时间和空间的限制，让患者无论身处何地，都能通过远程诊疗获得优质医疗资源，尤其是偏远地区。此外，互联网医院提供的在线问诊、电子处方开具、药品配送等服务，让患者在家中就能完成复诊和用药，减少了往返医院的不便。医保在线支付功能也进一步提高了患者的支付便利性。在新冠疫情期间，互联网医院的在线问诊功能有效降低了线下就医的交叉感染风险，成为患者获取医疗服务的重要形式之一。

互联网医院还借助智能化技术提升服务效率。例如，AI辅助诊断系统能够快速分析患者症状并提供诊断建议，帮助医生大幅度提高工作效率，减少人力物力的投入。互联网医院的健康管理功能也可以为患者提供个性化健康建议和干预措施，进一步拓展了医疗服务的范畴。

通过在线化、智能化和远程化服务，互联网医院为患者提供了更加便捷、高效、个性化的就医体验，已成为现代医疗服务的重要补充形式。

3. 互联网医院的复杂性

互联网医院存在用户群体多样性和用户需求差异性的特点。从用户年龄角度看，年轻用户对新型移动互联网产品适应性更强，但对医疗服务的需求频次相对较低；而年长用户虽然更需要互联网医院带来的便利，但受传统就医习惯的影响，更倾向于"跑医院"，这使得互联网医院在该群体中现阶段的快速推广存在一定难度。从用户需求角度看，门诊、急诊、住院患者对互联网医院的需求各不相同。现阶段互联网医院功能主要集中在门诊服务，且受制于互联网医院的医疗服务形式，难以充分满足不同类别疾病的特异性需求。

4. 互联网医院的远程性

互联网医院是基于现代通信技术的模式创新，通信技术赋予其远程非接触式服务的优势。新冠疫情期间互联网医院活跃的背后，是医院和患者两端大量的真实需求。而这种需求的产生，源于疫情导致的"看病难"问题——原本定期取药的慢性病患者无法及时配药，原本需要做检查的患者难以预约检查，原本计划入院做手术的患者无法如期住院。而互联网医院的现有功能，恰恰能在疫情防控的背景下解决患者"看病难"的问题。例如，慢性病患者需要定期配药时，可以通过互联网医院复诊，医生开具电子处方后，患者线上购药，药品便能无接触配送到家。可以说，很多患者在疫情期间切实体验到了互联网医院远程看病的优势。

三、互联网医院是医疗资源优化再造的发展方向

（一）互联网医院是推动分级诊疗的创新模式

互联网医院结合了远程会诊、互联网诊疗、基层医疗、家庭医生签约服务、医养结合服务等系列模式。在远程会诊模式下，专家指导基层的全科医师为家庭提供健康服务，提高基层重大专科疾病的管理率。建立上下联动机制，通过互联网医院平台建立信息互通、业务协同机制，帮助慢病患者在出现重大并发症时及时得到有效治疗，或转诊到相应的医院接受治疗。

互联网医院可以有效调整大型医院的就诊结构，协同国内医保杠杆，在"互

联网+医疗"的支撑下，将常见病患者留在基层就诊。这一举措既节约了患者就诊费用，也提高了大型医院优质医疗资源的使用率。通过远程会诊将重症患者转诊到相应的大医院，既能保证患者得到有效治疗，又能提升大型医院的学科价值和社会公益性。由此，有利于建立以区域医疗中心为核心的上下联动、急慢分治的分级诊疗格局。

（二）互联网医院是改善医疗资源供应侧结构的便捷路径

我国的医疗资源分布非常不合理，存在量不足、碎片化、不均衡、非同质等瓶颈，呈现出城乡差异大、东西部差异大、上下级医院之间差异大的问题。从数量和投入资源总量看，国家对基层的医疗机构投入占比较大，基层医疗机构规模远超大型医院，呈金字塔样正三角分布。然而，患者就诊量却随着医院等级的升高而增加，呈倒三角分布，尤其是一线城市的大型医院多人满为患。这是医疗供应侧结构与需求侧结构严重倒挂，导致"看病烦、就诊繁"的关键原因。

互联网医院通过构建远程医疗、互联网诊疗、基层慢病管理和基层康复等体系，可以让大部分常见病、多发病、慢性病在基层得到有效治疗，进而提高基层规范化诊疗率，逐步扭转倒三角分布的就诊总量格局，探索改善医疗服务机构结构的便捷途径。

互联网医院的最大价值体现在基层医疗服务中。利用互联网平台的优势，开展连续的健康管理、慢病管理、联防联控等工作，可以提高基层社区的重大慢病规范化管理率，有效预防重大慢病严重并发症的发生。

此外，互联网医院还有助于建立会诊转诊机制，能够帮助基层患者按照不同的疾病情况到相应的专科机构就诊，并指导患者科学就医，从而提高就诊效率。

（三）互联网医院切实解决医疗问题的难点与痛点

互联网医院天然具备医疗资源配置的高效性、医疗服务供给的高效性及医疗服务的高黏性等特征。近几年来，5G、人工智能、大数据等技术取得巨大发展，在国内逐渐从科学技术研究领域拓展到应用研究领域。在此背景下，互联网医院的推广有望在2030年之前，缓解传统医疗存在的痛点。

第一，互联网医院的设立有利于我国医保控费。事实上，任何一个行业实现信息化和互联网化，其核心原因在于能够提升整体产业的经济性。以互联网电商为例，它减少的正是买卖双方在传统交易环节中，为解决信息不对称而产生的询价成本。互联网医院在建设初期虽然需要投入资金进行搭建和运维，但后期目标必然是借助互联网技术，使医疗场景更加透明，降低同等医疗水平下的社会医疗服务总开支，最终缩减医保支出。同时，互联网医院的建设也有助于商业健康险体系的融入。在医疗行业逐步实现信息化的过程中，随着医疗数据的标准化，在保障患者隐私和数据安全的情况下，商业健康险有望获取医疗数据接口，以更精准的医疗数据，为用户设计出赔付率更高的保险产品。随着人们对商业健康险产品认知的不断深化，商业健康险也有望成为医保的补充，成为在医保范围外满足人们对更高医疗水平要求的支付手段。

第二，互联网医院有助于国家分级诊疗政策的落实。分级诊疗指的是我国的各级医疗机构依据疾病的轻重缓急以及治疗难易程度对各类疾病进行分级，并承担不同级别的治疗。在分级诊疗制度下，常见病一般在一级医疗机构进行诊治，慢性病多在二级医疗机构进行诊治，而疑难病或危重病则在三级大型综合医疗机构进行诊治。基于此，实现分级诊疗必须正视并解决两大困局：其一，灵活运用互联网医院重新调配医疗资源，让医生在社区和医院之间合理流动，进一步实现医疗资源的合理配置；其二，合理使用互联网医院分流患者，坚持以患者为中心的理念，让医疗资源得到合理利用。当前，互联网医院存在多种形式。其中，由地方卫生行政部门统筹建设的互联网医院及以实体医院为主组建的医联体互联网医院天然具备推动分级诊疗的核心体系架构优势。在上下级医院存在信息壁垒的情况下，上下级医院之间的转诊效率极低。而互联网医院作为平台，能够有效串联上下级医院，实现互联互通。

第三，互联网医院有助于解决老百姓看病过程中的诸多难题。互联网医院的在线诊疗、远程会诊等功能，可以减少患者的奔波，节约时间和精力。同时，随着人工智能技术的不断完善，智能导诊、智能排班等功能相继推出，患者能够更快地获取专业医疗建议或诊断。这不仅有助于缓解三级医院拥挤的就医现状，减轻三级医院医务人员在常见病、慢性病诊疗方面的工作负荷，从长远来看，更有利于各级医院充分发挥自身医疗功能，实现差异化发展。

我国医疗健康行业发展至今，已经为提升人民健康水平作出了巨大贡献。根据国家卫生健康委员会发布的《2019年我国卫生健康事业发展统计公报》显示，中国居民人均预期寿命由2018年的77.0岁提高到2019年的77.3岁。然而，在我国医疗健康行业发展的过程中，新问题也不断涌现，比如人口结构变化带来的问题，以及民众对更高质量医疗服务的需求日益增加等。与此同时，传统医疗模式也的确在医疗资源分配上遇到了现实的瓶颈。在此背景下，互联网医院成为突破这一瓶颈的重要抓手，有助于实现医疗资源、医保资金的合理分配，还能推动医疗行业整体成本的降低。

第二章

国外医院数字化转型的概况

一、美国医院数字化转型发展现状与启示

（一）美国数字化医疗的发展

20世纪80年代，美国在医疗信息化建设方面实现了部门级应用与财务系统应用；20世纪90年代，诊疗业务开始信息化，进入了临床信息化建设阶段。21世纪初，全院级系统整合的电子病历（electronic medical record，EMR）系统成为建设重点。2004年，20%的美国医院完成了电子病历系统的改造。与此同时，医学影像系统、实验室信息系统、临床路径等新技术的广泛应用，为医疗服务质量提供了有力保障。时任总统布什提出目标，要在10年内让大多数美国人拥有共享的电子健康记录。2008年起，移动医疗逐渐步入医疗信息化市场；2010年起，责任医疗系统建设成为核心任务，其关键在于信息的互联互通及对医疗费用的控制。

美国政府十分重视医疗信息化发展，出台了一系列政策法规，从不同领域规范并指引行业发展。1996年，《健康保险流通与责任法案》（*Health Insurance Portability and Accountability Act*，HIPAA）颁布。该法案为政府强制性法令，要求承保实体实施技术保护措施，以保障医疗数据的安全和患者的隐私权。其针对医疗服务机构的识别、交易规则、从业人员识别、医疗隐私、医疗信息安全、健康计划识别等问题，制定了详细的法律规定，为电子病历推广和医疗信息共享奠定了基础。2009年，《卫生信息技术促进经济和临床健康法案》（*Health Information Technology for Economic and Clinical Health*，HITECH）颁布。美国政府计划投入270亿美元在全国推广电子健康档案，极大激活了医疗信息化市场。该法案提出"Meaningful Use"（有效使用）评价标准，鼓励医院和医生合理运用电子健康档案，并对符合条件者给予经费支持，通过奖惩机制提升了电子病历的渗透率（现有需求量/潜在需求量）。该标准分三个阶段推进：2011～2012年旨在加强数据采集与共享；2012～2014年重点优化医疗服务流程；2014～2016年最终

致力于提高医疗服务质量。同时，该法案还扩大了HIPAA的加密合规要求范围。2010年，《平价医疗法案》颁布，提出推动支付方式从按数量和成本支付向价值支付过渡，旨在提高医保覆盖率、降低医疗费用。同时，该法案加大了互联网医疗服务的报销范围和力度，推动了美国远程医疗的快速发展。2011年，医疗APP指导性草案发布，并于2013年由美国食品药品监督管理局（Food and Drug Administration，FDA）正式发布针对移动医疗APP的监管方法。2014年，美国医疗保险和医疗补助服务中心（Centers for Medicare & Medicaid Services，CMS）将远程医疗纳入支付范畴并制定相应收费标准。2015年，《医保准入和儿童健康保险计划再授权法案》（*Medicare Access and CHIP Reauthorization Act*，MACRA）颁布，推动医疗支付方式向价值付费（value-based payment，VBP）转型，并促进医疗数据互操作性升级。2016年，《21世纪治愈法案》（*21st Century Cures Act*）颁布，加快了医疗信息互操作性的规范化进程，明确要求健康信息依法公开且共享，并对屏蔽信息的对象予以处罚。同年，美国医疗信息化合作办公室进一步将医疗信息互操作性的发展分为三个阶段，目标是在2024年实现全美范围内的医疗信息互操作。

美国政府鼓励医疗信息标准化建设，其医疗信息化发展历程与各类医疗相关标准的演进紧密相连，且有完善的法律法规支持。美国先后成立了美国医疗卫生信息技术标准委员会、美国卫生信息协会、卫生信息技术社区认证委员会等信息标准组织，以及卫生信息安全与隐私保护和安全组织，负责组织开展业务协调和标准认证工作。在发展过程中，美国建立了很多著名标准，并自2004年起开始统一协调同类标准。此外，美国政府在医疗信息化领域资金投入巨大。例如，美国国防部筹划建设的新一代医院信息系统，总投资达50亿美元，覆盖美军在全世界的166所医院和588所诊所，实现了1000多家医疗机构信息的互联、互通、共享，能够为910万现役军人、退休人员及家属提供医疗保健服务，实现全球化的远程医疗会诊。同时，美国还鼓励非政府组织参与推动区域卫生信息共享，通过整合医院集团、商业医疗保险、商业健康管理组织等多方资源，解决长期投入和运营问题。如今，美国的医疗信息化发展趋势聚焦于以患者为中心的诊疗支持、医疗服务应用和服务网络设计、健康档案数据的二次利用及信息安全技术等方面。

作为全球医疗数字化的引跑者，美国的医疗数字化模式主要涵盖以下方面：远程医疗、电子病历、医疗保险，以及5G、物联网、人工智能等新兴信息技术在健康管理、辅助医疗等领域的应用。

1. 远程医疗

远程医疗即由授权医疗机构借助远程电子通信系统为临床诊断和治疗提供高

质量的临床信息和清晰的影像资料，从而实现远程就诊服务。早在1986年，美国就开始探索远程医疗。2015年起，美国在各大社区、街道投放配备有成套数字化诊疗工具的远程医疗亭。患者可以在亭内通过互联网与相关领域的专家或私人医生联系，获取专业医疗服务，从而节省了近一半的医疗支出。美国远程医疗服务指南和标准由CMS、美国联合委员会及《平价医疗法案》(*Affordable Care Act*，ACA)共同制定。其中，CMS负责对计划开展远程医疗的医疗机构和医疗从业人员进行资格评定。经CMS授权可以开展远程医疗服务的几类医疗机构主要包括医院、医生门诊、急重症医院、农村保健中心等；家庭通常不作为独立的远程医疗服务提供机构，而是作为患者接受服务的场所。在执行层面，远程医疗的相关法案由各州自行制定，内容涵盖远程医疗服务的类型、医疗补助计划的支付范围、商业保险公司管理法案等。截至2019年，在CMS的"医生支付价格目录"中，已有96个远程医疗服务的收费编码，包括服务人员费用和服务机构费用。其中，服务机构费用会根据上一年机构费用和每一年的医疗保险经济性指数进行动态调整，以确保合理收费。

2. 电子病历

美国对电子病历理论模型和建设步骤进行了深入的研究。为了客观评价医疗机构信息化建设水平，美国医疗卫生信息和管理系统协会(Healthcare Information and Management Systems Society，HIMSS)下属公司HIMSS Analytics提出了一套评价医疗机构实施EMR水平的模型，即EMR应用模型(EMR adoption model)。该模型将电子病历信息化建设分为0~7共八个阶段进行评价(表2-1)。美国政府高度重视全民电子病历的建设工作。2005~2006年，美国各州政府分别制订了电子病历发展规划和实施路线图。相关调查显示，美国医疗机构平均每年在电子病历建设方面的费用占比已超总预算的2%，金额高达300亿美元。

表2-1 美国EMR应用模型

阶段	累积功能
第7阶段	完整电子病历系统；CDD数据交易共享；数据仓库建设；急诊、门诊、住院病历连续性
第6阶段	医生结构化病历录入；完整临床决策支持系统(含差异分析与合规性检查)；远程医学影像存档与通信系统(R-PACS)
第5阶段	闭环药品管理系统
第4阶段	计算机化医嘱录入(CPOE)；临床决策支持(临床协议)
第3阶段	护理/临床流程记录(表单化)；临床决策支持(错误检查)；医学影像存档与通信系统(PACS)
第2阶段	临床数据仓库(CDR)；受控医学词汇表；基础临床决策支持；文档影像化；具备区域健康信息交换(HIE)能力
第1阶段	辅助系统——实验室系统、放射系统、药房系统全部安装
第0阶段	三个辅助系统尚未安装

3. 医疗保险

从美国医院信息系统的发展历程来看，其能够高速发展的重要原因在于：一方面，国家和保险公司要求医院及时提交患者的诊疗及费用报告；另一方面，美国完善的医疗保险法律体系也为医院信息系统的发展和医疗数据的利用提供了可靠保障。此外，以管控式保险公司支出为主导的模式（该模式以数据交付为重点，监控药品、医疗服务和费用为目的）提升了医疗机构信息化水平。同时，美国通过与商业保险对接，打造出健康管理服务模式。

4. 5G应用

2018年1月，在Verizon 5G实验室的预商业节点上，哥伦比亚大学计算机图形和用户界面实验室的师生尝试了基于5G技术开展远程物理治疗。2019年1月，总部位于芝加哥的拉什大学医学中心和应急卫生系统，携手国际电信巨头美国电话电报公司（AT&T）启动合作项目，联合探索美国第一个在医疗环境中使用基于标准的5G网络项目。2019年2月，AT&T与临终关怀提供商VITAS Healthcare合作，试图将5G与虚拟现实和增强现实结合，以帮助临终关怀患者减轻慢性疼痛和焦虑。2019年4月，美国正式启动了5G商用服务。然而，由于5G是一项新型技术，其安全性存在不确定性，且大众对其认知度有待提高，美国大多数大型医疗系统对落实5G均持观望态度。

5. 物联网应用

物联网技术在医疗健康领域中主要应用于可穿戴设备的健康管理。例如，旧金山的AliveCor公司开发了全球首款通过智能手机连接的心电图（electrocardiogram，ECG）设备——Kardia。Kardia借助智能手机检测心律，帮助患者快速评估心脏健康状况，以便及时决定是否就医。2016年，AliveCor公司宣布与纽约梅奥诊所（Mayo Clinic）建立合作，运用机器学习技术更有效地挖掘ECG数据中隐藏的健康指标。同时，物联网技术的应用也不局限于健康信息的采集，FDA大力推动射频识别（radio frequency identification，RFID）在药品运输、销售、防伪、追踪等环节的应用。

6. 人工智能应用

人工智能是指通过计算机模拟人的思维过程和智能行为。近年来，人工智能在医疗健康领域的重点应用极大提升了医疗服务效率。美国旧金山创业公司

Enlitic则利用人工智能帮助医生诊断和预测各种疾病。Enlitic的深度学习技术可广泛收集各种非结构化医疗数据，不仅能实现高精确度，还能提供丰富的背景信息，使得诊断和预测速度较医生独自工作提升数千倍。强生公司（Johnson & Johnson）运用人工智能重新界定医疗服务应用，综合运用人工智能与健康数据为患者提供虚拟指导。这些应用将结合对行为变化的深刻认识，并关联行为与个人目的和动机。同时，利用丰富数据和预测性分析，直接应对重大的医疗和健康挑战，包括慢性疾病管理、术前术后护理等。

（二）美国医院数字化转型的启示

1. 政府重视程度高、资金投入量大

美国政府高度重视医疗信息化建设，早在20世纪90年代中后期对其大力推进。在信息技术研究和应用推广方面，政府投入了大量资金；在医疗信息化标准制定、法案法规的完善和执行上均采取了一定措施。

2. 标准化建设及法律法规规范化管理

美国政府鼓励标准化建设，且有完善的法律法规支持。通过引导产业机构共同确立技术标准，实现了医院、药店和保险公司信息系统的互联互通。以美国的远程医疗服务为例，其管理涵盖资格认定和服务监管两个方面。我国在国家层面已经初步形成了"互联网+"医疗的相关政策体系，但在管理细节上仍有诸多不足。例如，"互联网+"医疗服务价格规范、服务项目内容界定、服务路径等，相关建设标准和法规相对滞后。对此，可以借鉴美国CMS的经验，从国家层面制定服务目录和流程指南，动态调整医疗服务价格标准，再由各地结合当地实际情况合理细化相关政策。此外，我国还缺少对服务机构及服务人员资格的认证机制，可参考美国的经验增加资格认定环节，从而提高"互联网+"医疗服务的质量。

3. 提升医疗信息技术的兼容性和交互性

美国医疗信息技术市场竞争激烈，提供商众多。然而，这些医疗信息技术软件开发商各自为战，分别开发出互不兼容的电子病历系统，导致医疗服务提供者之间难以简单地共享患者数据。这种情况对医疗安全和效率的提高十分不利，为了解决这一问题，美国联邦政府于2010年推出"直接计划"（Direct Project），支持医疗服务提供者相互用加密的形式传输患者的电子数据。然而，仅仅依靠政府

这个项目还远远不够。由于各电子病历开发商的软件缺乏标准化，相互的数据传输仍面临很大的技术难题，再加上既得利益集团的阻挠，电子病历系统在标准化和交互性完善方面仍任重道远。

4. 改进医疗信息技术对患者的友好程度

在未来的电子病历和医疗信息技术发展蓝图中，患者的核心地位不容忽视。正如人们能轻松上网管理自己的银行财务一样，患者在未来也应该能够轻松访问并且管理自己的健康信息，但目前的电子病历软件还无法做到这一点。美国联邦政府主要针对美国退伍老兵推出的"蓝色按钮计划"开始朝这个目标迈进。通过此计划，患者可以在网上轻松下载自己的医疗信息，并且发送到自己选择的医师/医院手中。目前，患者的医疗信息主要掌握在医疗服务提供者手中。如果这些信息能够真正开放给患者，并且能够让他们在更大范围内自由传输，对美国医疗市场的进一步竞争和规范将会起到很大的催化作用。

5. 改革和创新医疗模式

美国医疗服务长期采用按服务付费的收费模式。近年来，此模式正逐渐向绩效付酬转变。传统的医疗电子病历软件大多是为医院和医生的计费目的而设计的，这类软件擅长抓取病历中医生的服务项目以实现收费。这种"多劳多得"的利益驱动，间接推动了美国医疗费用的进一步膨胀。虽然对绩效付酬是否真正有效还存在一定争议，但它的正面作用已经得到一定的证实。如果这种模式能够持续推广，医生和医院能够真正按为患者提供的"价值"而非医疗服务量获取报酬，那么制度上的再设计和医生激励机制的变革，将更有助于医疗信息技术真正发挥控费和保障医疗安全的作用。同时，医疗信息系统也必须改进其设计模式，以反映医疗服务付费模式的变化，做到与时俱进、相辅相成。

6. 提高医疗信息技术对医疗服务提供者的易用性

市场上电子病历软件鱼龙混杂，很多医生和医院对部分软件的易用性颇有微词。一个设计存在缺陷的电子病历系统不仅无法帮助医生诊疗疾病，还会在很大程度上妨碍医生工作，影响医疗安全。美国众多机构，包括美国卫生保健质量和研究署（Agency for Healthcare Research and Quality，AHRQ）、美国国家科学院医学研究所（Institute of Medicine，IOM）等，都在深入研究医疗信息技术对患者安全的影响，并且积极参与医疗政策的制订。最近，IOM向美国卫生及公共服务部（United States Department of Health and Human Services，HHS）建议，让医生和其他医疗服务提供者可以非惩罚性举报他们所使用的电子病历系统存在的缺陷、问题及对医疗服务产生的影响；同时强制要求医疗信息技术提供商披露自己软件的缺陷，从而促进他们及时改进软件系统，加强医疗安全。

二、日本医院数字化转型发展现状与启示

（一）日本数字化医疗的发展

日本作为信息技术水平领先的国家之一，很早就将信息通信、计算机网络、多媒体技术等应用于国民医疗信息化建设。尽管日本数字化医疗相比美国起步较晚，但其规模较大、发展速度较快。从20世纪70年代开始，日本多数医院引入医院信息管理系统；20世纪80年代，多数医院开展HIS建设，主要是以挂号收费等事务管理为中心的系统；20世纪90年代，医疗信息化系统的诊疗功能增强，并积极推进了各系统的整合；20世纪90年代末，日本开始电子病历的研究、推广和应用，包括电子病历的构造、数据交换的标准化、医学术语标准化技术、安全技术等基础研究工作。日本还将电子病历作为一项重要国策推进，组建了强大的管理团队。2006年，日本大中型医院及诊所的电子病历系统普及率已达到60%以上。随着数字化技术的发展，日本的医疗信息化正在向更加高效、更加人性化的方向发展，应用目的主要是提高业务工作效率、实现信息互联共享、加强信息开发利用。

信息技术是日本政府着力发展的重要领域。2000年，日本政府成立高度信息网络社会推进战略本部，提出"IT立国"战略，推动国家步入泛在信息社会。此后，日本先后发布如下国家层面的信息战略：2001年颁布"e-Japan"战略，提出重点推进信息化技术在医疗领域的应用；2004年颁布"u-Japan"（"u"为ubiquitous的英文缩写）战略，推动了信息化在医疗护理中的利用，使远程医疗护理数量增长了5倍。具体举措包括：推动电子病历使用，在医院间搭建超高速网络，实现廉价、安全、安心地使用无线射频识别（RFID）等技术；推广远程家庭医疗护理服务，制定医疗护理信息安全政策，严格管控医疗数据库的访问权限，从而提高医疗护理的安全性，保护患者隐私。2009年，日本制定了"i-Japan战略2015"信息化发展战略，推进"无所不在的"信息化建设，重点发展电子政府和电子地方自治体，推动医疗、健康和教育的电子化。在医疗方面，着重建设电子保健记录及远程医疗体系，旨在实现更加安全、便利和高质量的医疗服务，这也成为日本医疗信息化未来的发展方向。此外，该战略中，电信运营商也积极承担起智能

平台的建设工作。例如，NTT DoCoMo参与医疗服务平台搭建与远程医疗建设；KDDI开展"医疗健康云计算"业务，获取用户生命体征数据等健康信息作为"个人健康记录"的组成部分，并与医院、诊所及保健所等保持联动。

1. 电子病历

日本在电子病历领域的实际应用水平处于世界领先地位。自1993年起，日本厚生劳动省便陆续推出EMR战略目标；1995年，成立电子病历开发研究会，并在当年投入2.9亿日元用于电子病历系统开发；2001年，投入200亿日元用于推进自主电子病历系统的安装实施；2003年，投入250亿日元开展自主区域化电子病历建设；2004年，设立卫生信息系统互操性项目，投入15亿日元支持IHE-J、电子病历基本数据集、HL7等标准化活动；2005年，成立标准化的电子病历促进委员会，负责制定互操性和信息标准化规范；2006年，在全国推广静冈县的电子病历系统，投入8800万日元对其进行升级并面向全国免费推广。此后，日本又相继出台了EMR标准化、初级信息医疗系统建立等政策措施，重新定义并细化EMR涵盖内容，充分体现了日本政府对电子病历的大力支持和积极推广。

日本的电子病历应用系统在开发设计上极具人性化特色。例如，在病历书写规范方面，系统会根据不同的疾病，设计符合专科或专病电子病历的书写规范或格式，这不仅有助于提高病历质量，还便于医疗信息的利用；在归档保存环节，引入第三方综合文书管理系统，将系统中的电子病历转换为PDF格式，生成保存文档的同时加上时间戳，既完成了电子病历的归档，又实现了保存和浏览脱离现有系统，为系统升级和更新提供便利；在信息浏览功能上，以时间、事件和诊疗内容为坐标组成三维空间，打造一体化信息浏览模式，使患者历次的医疗信息一目了然。在电子病历的互联互通方面，日本医院的门诊部采用统一的HIS，能够实现不同医院门诊部间就诊患者信息的互通共享。

此外，人工智能的发展也推动日本电子病历应用迈向新高度。通过整合和构建包含电子病历卡、健康检查数据、医疗照护收据凭证数据等在内的数据库，人工智能医疗管理系统已经开始整合并保存日本各医疗机构患者的医疗诊断记录，同时为每位患者分配专属的医疗ID。在今后就诊过程中，医务人员可以从数据库中读取患者完整的历史就诊数据与各类检查报告。在未来的健康管理服务领域，医疗、照护等数据将全面实现网络化。这不仅能减轻医务人员的工作负担，更可以借助大数据知识库，在人工智能技术的辅助下，为各地医疗发展规划的制定提供有力支持，进而提升医疗服务质量。

2. 远程医疗

针对部分区域医生短缺等医疗问题，日本推行区域性医疗机构合作模式，通过远程医疗方案，让偏远地区的患者在家便可享受到高质量的医疗服务。同时，日本政府大力加强医疗机构数字化基础设施建设，提升诊断效率，不仅减轻了医务工作者的负担，还优化了医院的经营管理。此外，日本以信息技术为支撑，推动医疗机构的技能分化。按照疾病发生、发展过程，明确医疗中心、后方支援医院、疗养院等不同医疗机构的职责，通过信息技术来实现功能分化与合作，并按照统一的临床路径开展诊疗服务，以此保障患者的治疗和康复效果。

近年来，随着5G技术的发展，日本也积极将其应用于远程医疗领域。2019年，在和歌山县内高川町（町相当于街道）开展了基于5G的远程诊断测试。该测试将街道患者患病部位的高精度影像，以5G模式实时传送到30km外的和歌山县立医科大学，同时通过高清电视会议系统，与当地医生进行会诊。此外，日本还在前桥红十字医院、前桥市消防局、前桥工科大学开展了基于5G的医疗急救实验。实验中，事故现场患者的高清影像通过5G实时传输至医院及救护车，医生得以远程指导现场处置；同时系统导入患者电子病例，方便医生迅速掌握患者既往病史等信息。日本总务大臣石田真敏指出，日本构建5G社会主要有三大目标：第一，初步实现汽车和农业机械车辆的全自动驾驶；第二，实现远程医疗；第三，实现货物的无人机配送。由此可见，远程医疗是日本5G技术探索的重要领域。

3. 医疗质量管理和服务评价

日本的医疗体系以民营医院为主，医疗质量被视为医院发展的重中之重。由于医疗质量评价体系的建立需要大量底层医疗数据的支撑，因此良好的数据平台、持续的数据采集、深入的数据分析等信息化建设内容，成为提升医疗质量的重要基础。日本医疗数字化建设正是依托医疗、管理、服务3条主线进行规划的。2016年，厚生劳动省对23类36个有关医疗质量的指标进行细化，建立了相关的数据标准，以此推动医疗质量改善，并对改善措施的落实情况进行监测。在服务评价体系方面，日本主要聚焦临床一线开展的诊疗、护理、业务流程等活动情况，采用第三方评价模式，对医疗质量进行评审，并提出改进意见。

（二）日本医院数字化转型的启示

1. 政府引导多方合作制定标准

日本政府、学者与企业通力合作，实行"产官学"三结合体制，充分发挥医学会、协会在制定及修改医疗质量、信息化应用相关标准中的作用。标准的一般制定流程：由用户（如日本病院会、全日本病院协会、日本医生会等）提出需求，保健医疗福祉情报系统工业会牵头，相关团体负责制定并提供标准；经相关学会业务评估后，报政府相关部门（如内阁官房、厚生劳动省等）批准颁布执行。通过执行此类标准，日本逐步推进并规范医疗信息化发展，同时也促使医院更加重视医疗质量、医疗安全、医疗服务与医疗管理。

2. 智慧医疗需要全产业链共同推广

智慧医疗是以患者为本的信息体系，利用先进的信息化技术，可以优化疾病预防、诊断和研究流程，使医疗生态圈各组成部分受益。其宗旨在于推动医疗行业实现更高效的互联互通、更精准的量化管理和更智能的决策体系。在实践层面，可通过以下举措推进：建设区域和跨区域信息平台，推行市民健康档案和健康卡，由医保和卫生管理部门实现就诊"一卡通"，构建可多方访问的市民健康档案数据库，完善社区卫生信息化网络基础设施；加强数字化智能家庭医疗、急救医疗、远程医疗的智能化建设。此外，政府牵头搭建各关联要素方的联动机制与平台，协调并打破各利益集团和医疗机构之间的利益壁垒，充分发挥不同等级医院的医疗资源优势，实现信息共享与医疗专家库共用，支持基层医疗机构发展；同时，合理调配等级医院、基层医院和非公立医疗机构间的资源，并从资本层面扶持和鼓励社会资本投入智慧医疗领域，推动多方在智慧医疗发展过程中实现共赢。

3. 加强基础医疗管理是推进临床信息系统建设的前提

推进临床信息系统建设，必须加强基础医疗管理，尤其是各种诊疗规范和制度的落实。同时，应加强环节和终末医疗质量管理，这不仅是综合评价医疗质量的关键，也是卫生行政部门和医院管理部门的管理重点。

4. 医疗信息化建设要突出重点、以实用为主

日本医院临床信息系统应用效果良好，深受医务人员欢迎，一个重要原因在于其应用系统开发设计高度人性化，应用界面契合医务人员的实际需求，临床知识库的运用也恰到好处。例如，大阪大学医学部附属医院专门成立了由技术人员和医务人员共同组成的专职公司，负责研究、建立并提供知识库模板应用，其研究成果不仅应用于该院，还推广至其他单位。日本医院临床信息系统建设注重突出重点，强调实用性，主要体现在以下三个方面。其一，根据不同的疾病设计符

合专科或专病电子病历的病历书写规范与格式；其二，在病历的归档保存环节，引入第三方综合文书管理系统；其三，构建一体化信息浏览模式，全面展示患者历次住院信息，使患者诊疗信息一目了然。

5. 积极推进"无缝链接"的区域合作医疗

日本正借助信息技术，推动医疗机构的机能分化，即按照疾病发生、发展过程，明确医疗中心、后方支援医院、疗养院等不同医疗机构的职责，并通过信息技术实现功能分化与合作。日本政府认为，不同医疗机构之间遵循统一的临床路径应用尤为重要，可有力保障患者在不同医疗机构接受统一的治疗与康复方案，既可节约大量医疗资源，又可以保证患者的治疗和康复效果。

三、英国医院数字化转型发展现状与启示

（一）英国数字化医疗的发展

英国国民医疗系统（National Health System，NHS）推行国民医疗制度，旨在通过提供免费的医疗服务，创造公平的医疗机会。从患者的视角来看，该制度带来两大主要变化：一是免除了直接支付医疗费用的负担，二是增加了民众获得医疗服务的机会。

英国是全球少数实行全民免费医疗制度的国家之一，其国民医疗服务 NHS 堪称世界上规模最大的公共基金医疗服务体系。2013 年统计数据显示，NHS 约 80.7% 的经费来源于英国国家税收，17.9% 来源于国民参与的保险支付，1.2% 则来源于由民众支付的其他医疗费用。整个系统由英国卫生部负责监管和运营。在 NHS 的经费分配中，约 60% 由地方主管机构，即全科医生领导的地方临床执业联盟（Clinical Commissioning Group，CCG）支配，约 30% 由 NHS 直接支配，剩余的 10% 则由英国财政部支配。在国家财政税收的有力支撑下，NHS 自第二次世界大战后便一直为英国民众提供医疗服务。2018 年，英国政府为其拨款超 900 亿英镑。NHS 为全英国 6000 多万人提供服务，是全球最大规模的公立医疗系统，拥有 150 万名雇员，其中包括 9 万名医院医生、3.5 万名家庭医生、40 万名护士和 1.6 万名急救人员。此外，英国全国设有 1600 家医院和特别护理中心。NHS 致力于为所有在英居住的人提供从出生到死亡的全周期医疗服务，其覆盖范围还包括游客、在英留学生等群体。

NHS 以社区医生的诊断为基础，由社区医生判断患者是否需要前往大医院

接受进一步治疗。居民需要在初级医疗保健机构登记，并选择一名全科医生。除急诊外，只有当全科医生无法进行诊断和治疗时，才会开具转诊单。患者首诊需前往全科医生处，任何进一步的治疗都必须经由全科医生转诊。全科医生会根据患者的病情，将其介绍至地区综合医院或专科医院。待患者病情好转后，医院的医生会根据其恢复情况，将患者转往疗养院、康复院或社区服务中心，最终转回到全科医生处继续管理。在此过程中，患者无须自行考虑选择医生和医院，就诊路径清晰明确，既不存在"看病难"的问题，又因免费医疗制度而无"看病贵"之忧。此外，提供24小时服务也是英国NHS的一大特色。

NHS由几十个"医疗信托体系"组成，每个"医疗信托体系"包含一个或多个医院。在英格兰地区，设有191个独立委员会，专门负责监督医疗机构的诊疗服务。

英国不同地区的医疗支付模式和重点项目受当地经济发展水平影响，这使得不同地区（有时甚至是同一城市的不同区域）在医疗服务和数字化水平上存在显著差异。英国约1/3的医院配备了先进的数字技术设施，其医疗数字化水平几乎与美国相当；然而，另外1/3条件差的医院，仍在使用笨拙、老旧的计算机系统，甚至依赖纸质病历记录。

1. 英国的医院信息化历史沿革

英国有着悠久的电子健康发展历史。1993年，NHS首次提出"利用信息改善健康"的信息化建设战略，强调信息的安全、可靠与共享。1994年，英国开始建设覆盖全英医疗卫生机构的卫生信息网络——NHS net（该网络于2001年升级为N2卫生信息管理网络），并在同年将各医院信息系统接入其中。早在1998年，英国就制定了具体的相关政策。2002年，英格兰的国家信息技术方案（National Programme for Information Technology，NPfIT）开始实施。该方案作为电子保健部署的基础，由新成立的健康联网机构（Connecting for Health，CFH）从原NHS信息机构接手协调推进。同年，英国发布政策文件《为国民保健服务提供21世纪信息技术支持：国家战略计划》（*Delivering 21st Century IT Support for the NHS: A National Strategy for NHS Information Systems*），概述了建立新电子健康系统的目标，包括为每个公民建立单一的中央授权的电子病历系统，连接30 000名全科医生、300家医院、供应商和其他利益相关者。患者可以通过名为Healthspace的门户访问个人诊疗记录。根据英国国家审计署的报告，至2009年时，项目累计支出约64亿英镑，并预计按计划完成时总成本可能达到120亿英镑。CFH称NPfIT为"世界上最大的民用信息技术项目"。该计划最初将英国划分为5个区域，即5个"集群"，并与不同的本地服务提供商（local service provider，lsp）

签约提供服务。整个NPfIT项目采用"集中式"技术架构，由5个集群构成，主要集成商包括British TeleCom（英国电信）、Atos Origin（源讯公司）、Accenture（埃森哲）、CSC Alliance（CSC）、Fujitsu Alliance（富士通）；主要产品和技术提供商有CSW、IDX（已被GE收购）、Cerner、iSoft等，总合同额约为61.1亿英镑，堪称欧洲最大的计算机商业项目。这些"集群"旨在使用一种名为"脊椎"的通用通信和安全标准主干线，这是一项核心资本投资。然而，集中式IT技术架构无法适应不同医疗专业的服务需求，存在严重的性能瓶颈和功能拓展难题。同时，系统集成商和产品技术供应商未能履行合同承诺，设计的系统实用性欠佳。NPfIT计划实施困难重重，最终两个选定的"集群"服务供应商退出。该项目耗费了约100亿英镑（约合120亿欧元）预算，但仅有极少数医院使用上真正的电子病历系统。至2011年，该项目被迫终止，被业界称为"IT业内有史以来最大的败笔"。

NPfIT项目停止后，英国开始转变医疗信息化建设思路。2018年，NHS重新调整政策方向，通过"连续性患者电子健康档案示范项目"，继续探索电子病历互联互通的可能性。该计划摒弃安装Epic、Cerner等厂商提供的大型企业级信息系统的传统模式，旨在借助低成本软件，实现当地医院、全科医生和社会医疗机构的互联互通。同时，NHS成立医疗服务部门数字创新机构"NHSX"，整合其他3个部门的信息化工作，以此鼓励全科医生组建初级保健网络或全科医生联合会。NPfIT项目历时十年打造中心化医疗数据集成的失败，充分表明构建区域集成中心以实现一站式服务，在技术和应用层面均存在较大难度。

此外，英国开始探索人工智能在医疗系统中的应用可能性。2018年11月，NHS投入5000万英镑建设人工智能医疗技术中心，并成立新机构NHS Digital，专门负责存储和管理医疗体系中收集的大数据信息。NHS Digital不仅能为政府提供国家层面的数据统计和安全监测，还负责管理医生的薪资支出。这些数据经过匿名化处理后，还可以用于研究。2019年，NHS宣布投入2.5亿英镑推动人工智能技术在英国医疗领域的应用，包括设立国家人工智能实验室，旨在利用该技术改善患者的健康状况和生活质量。这部分财政支持也是由NHSX负责运营。

2. 英国的远程医疗

相对而言，英国在采纳远程医疗方面的态度更为谨慎。尽管英国远程医疗起步较晚，但通过与NHS融合以及政府的大力投入，实现了快速发展。英国国家卫生服务体系注重控费和效率，在新技术应用上较为保守，远程医疗的采纳应基于充分证据的研究，以论证其在技术和经济层面的双重有效性，这导致远程医疗在英国发展滞后。然而，一旦被国家卫生服务体系采纳并推广，借助其强大影响力，远程医疗便在较短时间内取得了长足进步。自1991年起，英国远程医疗的早期探索主要集中于学术部门和教学医院，研究多聚焦于技术和概念层面，较少涉及从试点到大规模应用的转化，以及如何将远程医疗融入主流的国家卫生服务体系。1995年，在英国卫生部委托发布一份关于国内远程医疗报告时，才意识到构建远程医疗战略规划框架的必要性。直到1998年，为推动国家卫生服务体系现代化，英国政府才宣布将远程医疗纳入其中。自此，依托与庞大的国家卫生服务体系的融合，远程医疗获得了快速发展的基础。与此同时，英国政府加大对远程医疗基础设施建设和相关科学研究的投入。为提升远程医疗服务水平，2006～2011年，英国在相关研究方面的投入超过1.7亿英镑；2015年，英国政府拨款1亿英镑用于建设移动通信与宽带设施，并承诺于2018年实现全国高速宽带网络覆盖。此外，由英国政府资助的"全系统示范项目"作为全球规模最大的远程医疗与远程护理随机对照试验，覆盖医疗保健、家庭医生诊所与社会关怀等多个领域。在一系列政策的支持下，英国远程医疗发展成效显著。每年至少有180万人受益于社区警报和远程保健服务。在人口老龄化加速的背景中，远程医疗的广泛应用有效缓解了医疗资源的压力，使得养老院床位总体减少25%。近年来，随着网络和智能手机的普及，医疗服务不再局限于医院，而是开始真正走近患者。英国远程医疗商业化中心也日趋成熟，使其成为仅次于美国的全球领先远程医疗中心。

英国互联网医疗服务系统主要分为以下3类。①基于国家层面来促进全国互联网医疗服务生态系统的中央服务系统NHC（National Health Connect）：无论患者身处何地、接受何种医疗服务，该系统均可通过特定身份识别获取其就医记录；同时，还能对医疗服务质量进行监控，并根据患者的需求调整医疗服务计划。②基于地区的互联网医疗初级医疗保健服务的地方服务系统Albasoft：英国各地区的该系统相互连接，借助临床决策支持系统和医疗服务规划，为民众提供更高效便捷的互联网医疗服务。③基于日益增长的自我健康管理和护理需求的互联网个人护理解决方案服务系统：NHC Choices、Grey Matters、Cellnovo、Handle my Health 等。这些系统通过远程移动监测、症状识别自查和危险值警示等功能，提高患者自我监控、诊断和治疗的能力。此外，英国于2018年5月推出《国家数据选择退出》（*National Data Opt-out*）政策。根据该政策的建议和指导，患者能够自主决定自己的医疗数据是否可用于研究或其他目的，也可查看自己医疗数据的具体用途并随时更改自己的选择。

3. 英国的人工智能

在人工智能应用发展方面，英国的NHS具备显著优势。作为全球最大的单一医疗保健组织，HNS拥有庞大的工作人员与患者的信息数据库，这些数据构成了AI研究的重要基石。英国在AI发展条件方面位列全球第4位，NHS积累的数十年健康医疗大数据，为先进健康应用程序开发创造了机遇。特别是其初级医疗健康数据覆盖面广、数字化基础扎实，可以充分满足人工智能算法研究对数据充足性和多样性的要求。

尽管拥有诸多优势，英国在医疗人工智能的可持续发展上，仍面临数据融合与共享这一全球性挑战。NHS的医疗保健信托主要分为两类：NHS基金会医院和信托机构。其中，基金会医院由英国卫生部直接管理，而信托机构的管理层由当地居民选举产生。这种管理模式导致不同信托机构在设备使用与数据标记方式上存在差异，使得数据集的规模往往比预期更有限，数据分享和融合难度较大。为应对这一挑战，英国政府已明确提出在NHS中应用AI的设想与规划。AI技术的蓬勃发展有助于实现长期规划目标，预计可以减少多达3000万患者不必要的门诊预约和住院，节省超过10亿英镑的医疗支出。为落实这一规划，过去5年里，NHS APP library评估并批准了70多个应用程序（APP）投入使用；所有机构均部署了Wi-Fi；93%的全科医生采用电子处方服务患者，3年内为NHS节省1.36亿英镑；其数字示范计划已为16个急诊、7个心理健康和3个救护车信托机构提供支持；当地健康与护理记录计划也已启动，旨在全科医生、医院、社区服务和社会护理等领域创建综合医疗记录。然而，NHS尚未实现全面数字化转型。未来10年，NHS期望借助人工智能技术和产品，帮助患者更好地进行个人健康管理。

（二）英国医院数字化转型的启示

1. 区域集成化医疗数据共享模式要以人为本

英国电子病历互联互通的失败，原因除了技术及应用难以满足医疗服务的要求外，还在于在各种标准化、流程化的信息系统中，"以人为本"的基本原则丧失了其意义。面对多家医院、多位医生不同的诊疗方案及流程，要实现患者以最少的医疗资源投入达到最佳诊疗效果，不能仅寄希望于政策及信息化系统的技术突破，还需要综合考虑客观因素，如是否有充足资金保障人群健康，是否能让患者获得更优质的医疗服务，而不能一味地追求医疗资源节约和流程优化。

根据英国NPfIT的失败经验，在推进互联互通时，除了考虑技术是否能够实现，还需充分考虑是否能够更好地贴合医务人员的实际工作。实践证明，仅依靠标准化的电子病历数据结构实现互联互通并不可行。相反，应构建个性化的、更灵活的信息系统，基于医疗行业共识，探索电子病历中能达成共识的部分；或者通过构建信息互认机制，提升医生之间的转诊质量。随着信息交互技术逐渐成熟，不同医院之间加强协作，患者便能享受到更优质的远程诊疗服务。而这一切的实现，需要构建明确的医疗责任划分系统。远程诊疗不仅可以缩短患者住院时间，还能够保障诊疗服务的延续性。

2. 公平问题是制定政策中主要考虑的问题

NHS的公平性在世界各国的卫生服务体系评价中始终名列前茅，这得益于NHS实现了全民医保覆盖，无论居民的支付能力和居住地存在何种差异，均可享受公平的医疗服务。从NHS发展的历程来看，公平性是政府制定政策的重要出发点。在资源配置过程中，政府始终将公平性置于首位，平等对待每一位公民、每一种疾病，尤其关注老年人、精神疾病患者、残疾人等弱势群体。这种理念值得我国在推进医改过程中学习与借鉴，政府应该首先考虑保护弱势群体，其次考虑效率问题。

3. 引入竞争机制，通过购买服务提高效率

在我国，市场与政府在卫生资源配置中如何发挥作用的争论由来已久，而英国NHS的实践提供了良好范例。自1989年起，NHS将制定卫生服务规划、购买服务与提供服务相分离，由此在卫生服务市场中形成了众多公立及私立的卫生服务提供者可供选择的格局，这便是通常所说的NHS内部市场。政府通过建立规章制度，以合同形式购买服务，对所有医疗机构一视同仁，并引入竞争机制，同时强化监管，尤其是服务质量监管。这种充分发挥市场机制和政府宏观调控作用的模式，对我国极具借鉴价值。

4. 建立管理问责制度是保障卫生政策有效性的重要手段

问责制度是指政策制定者要对政策效果负责的监管制度。自2017年起，英国有8个地区纳入管理问责系统，涉及政府官员、资金提供者等主体。2016年4月，英国政府开始下放资金掌控权力，这一举措与2018年7月我国国务院发布的《医疗卫生领域中央与地方财政事权和支出责任划分改革方案》（国办发〔2018〕67号）中关于中央与地方财权关系的阐述具有相似性。从NHS的发展历程来看，其每一阶段的变革都强调预算使用与责任紧密挂钩，这也非常值得我国借鉴。在实际管理中，每一笔预算资金的使用都应与相应的责任挂钩，并建立合理的评

价体系。同时，英国政府实施管办分离模式：政府只负责预算管理；NHS负责医疗服务体系的运营、监管，并对政府负责；卫生服务提供机构则各司其职，并对NHS负责。在信息化系统中，问责制度体现为对人员不同角色的权限限制及工作流程规范。通过相关人员责任履行情况的统计和评估，实现对其工作成效的考核。

5. 建立法律制度是卫生服务系统运行的保障

英国NHS每一个阶段的改革都以法律为支撑，尤其是2012年社保法案（Welfare Reform Act 2012）的出台，推动了NHS系统的大规模重组与资金分配方式改革。该法案明确了全科医生的职责、各机构的责任和功能，并借助竞争机制提升服务质量，有效保障了卫生服务系统的规范化运行。社保法案特别强调通过增强部门之间竞争推动卫生服务体系优化，并逐步实现从竞争向合作的过渡。医疗信息化制度得以建立和实施，均以社保法案为前提。由此可见，法律制度是构建医疗服务制度的重要保障，也是我国医疗体系建设中亟待完善的关键环节。

6. 夯实健康医疗数据基础

在人工智能（AI）应用发展方面，NHS拥有庞大的工作人员与患者信息数据库，这些数据可应用于AI的开发研究。NHS积累的数十年大数据为先进健康应用程序的开发创造了机遇。在医疗数据建设方面，英国计划全面实现数据数字化，确保所有数据以机器可读的格式生成；同时，对数据质量成熟度提出要求，制定统一的数据成熟度指数，以更好地监控整个医疗系统的数据质量。对此，我国可以借鉴英国在AI健康医疗数据方面的规划经验：一方面，重视医疗数据质量，规范数据格式，保障数据的有用性和可读性；另一方面，制定通用的数据质量成熟度指数，用以测评医疗数据和提升医疗数据质量。在此基础上，首先，我国应进一步加强智能健康产品的研发与推广，规范可穿戴设备与健康软件的数据资源，将其接入各级健康平台，方便用户查询使用，实现持续性的健康管理；其次，建立市级、省级、国家级健康数据资源库，通过各级健康信息平台对数据进行规范与整合，为后续AI技术应用筑牢数据基础。

四、加拿大医院数字化转型发展现状与启示

（一）加拿大数字化医疗的发展

1. 加拿大医疗体系概述

1984年，加拿大通过了《加拿大卫生法》（Canada Health Act）。该法案是加

拿大医疗卫生服务事业的基石，不仅为加拿大永久居民或公民享受全民免费医疗提供了法律依据，还为加拿大的医疗卫生服务确立了统一标准。加拿大的医疗卫生制度以公费医疗为主，即由政府出资，私营医院的医生提供医疗服务。这种制度的特点是在全国10个省和3个地区实施一整套相互关联的全民医疗保险计划：资金来源于普通税收拨款，由公众（政府）出资、私人经营；统一由省级政府管理，免费向加拿大所有公民和永居者提供医疗服务；所有加拿大的居民，不论种族、病史、收入、生活水平如何，均可享受同等的医疗服务。

加拿大医疗卫生服务体系主要包括医疗卫生就诊服务体系和医疗卫生监管体系，就诊服务实行分级诊疗。第一级是初级医疗卫生服务。初级医疗卫生服务是医疗卫生服务体系的"守门人"，是居民接触医疗服务的首要环节，也是患者进入医院或专科门诊的控制点。该层级主要由全科/家庭医生及其诊所构成，绝大部分为个体经营，从业者拥有较高的自由度，其薪水与名下注册居民的数量和工作量直接挂钩。居民可自由选择自己的家庭医生。此外，该层级的从业者还包括牙医、护士、药剂师。第二级是二级/公共医疗卫生服务，是加拿大医疗体系的重要组成部分，提供全面深入的医疗服务，也是家庭医疗服务的协助提供者或直接提供者。第三级是专业/补充医疗卫生服务。该层级的机构或人员有权向其他研究机构、专科医生或医院推荐患者，其中许多专科医生为个体经营，并可以在医院挂职，接受患者预约。加拿大的分级诊疗模式要求各级医疗机构联合协作，实现协同服务，而互联网医疗则为多家机构的互联互通提供了技术支持。

加拿大医疗卫生监管体系也实行分层管理并制定相应的标准。加拿大医疗卫生监管体系分三个层次：第一个层次是联邦政府负责对各省、地区执行《加拿大卫生法》情况及保健经费使用情况进行监管。在医疗卫生领域，联邦政府的职责是制定全国性医疗卫生原则或标准（即《加拿大卫生法》），并通过加拿大医疗转账基金向各省级医疗卫生事业提供资金。经济欠发达省份可通过平衡拨款从联邦政府获得医疗卫生经费；加拿大的育空、西北和努纳武特3个地区，还可通过地区特殊资金获得联邦政府支持，用于向区内居民提供包括卫生服务在内的公共服务。此外，联邦政府依据宪法履行多项职责，为特殊群体提供医疗保健服务，如退伍军人、在居留地生活的加拿大原住民和因纽特人、现役军人、联邦监狱的在押人员及加拿大皇家骑警等。第二个层次是各省政府对省内医院及其他卫生机构保健经费使用效益及卫生服务质量的监管。根据加拿大宪法，医疗保健工作主要由省、地区政府管辖。除与联邦政府共同资助医疗保健工作外，各省、地区负责管理和实施本省或地区的各项医疗保健事务，涵盖医院、私人医生和专科医生提供的医疗服务及专科辅助性医疗服务（这类服务开支占省或地区医疗总开支的

63%）。部分省与地区政府还提供《加拿大卫生法》范围外的补充医疗服务，如处方药品、家庭护理、医学仪器和设备等，但此类开支在医疗总开支中的占比相对较低，例如药物开支仅占省或地区医疗总开支的8%左右。市政府则有选择性地对公共医疗卫生机构、地面急救车提供资助与服务，同时负责管理和运营老人之家。在地面急救车服务方面，市政府与省或地区政府各承担50%的资助。第三个层次是医院对医生服务质量的监管。加拿大构建了一套完备的考评和监测体系，用于评价医疗卫生从业人员。医生就业证书由医师协会发放，获得从业证书后，医生方可从事相关医疗卫生服务工作。医师协会具备认证、教育调查、纪律处分、处理医患关系等多项职能。各省护士需在所在省的护士协会注册，护士协会根据护士工种分类制定职业标准，并与雇主、教育机构和政府协作，提升护理质量，保障消费者权益。此外，加拿大还拥有完善的医疗卫生行业服务信用评估体系和医院经费使用效益评估体系，由第三方（如非营利性组织、研究机构等）对医院进行评估和排名。

加拿大的医疗保健通过基于所得税的公共资助系统提供，该系统对消费者大多免费。大多数服务由受联邦标准监管的私人实体提供，私人保险在整个系统中占比极小。在地理上，各省、地区因历史背景不同存在差异。省或地区卫生部门向登记人员发放健康卡，每个人享受同等级别的护理，即"覆盖计划"对每个人几乎没有变化。保险覆盖不依赖工作保障，也不会基于既有病症拒保。

加拿大政府自1997年左右开始，通过加拿大卫生部投资电子保健技术和系统。2001～2010年，加拿大在卫生领域的投资约达10亿美元。2001年，加拿大成立卫生信息通路公司（Canada Health Infoway Inc.，简称Infoway），旨在加速电子健康记录（electronic health record，EHR）在国内的应用。该机构由联邦、省和地区政府联合组成，其职责是协调加拿大各地EHR的实施。据其官网信息，Infoway是联邦政府与各省、地区合作出资的战略投资者。它通过EHR蓝图，在标准制定、安全保障等项目上发挥全面战略引领作用；鼓励区域协同投资，同时承担联邦政府投资的监管职责。Infoway致力于推动领导层支持并促使临床社区采用电子健康技术，为此制定了一系列计划。截至2023年，Infoway已经参与了超过500个项目，涵盖EHR、EMR、远程医疗解决方案、公共卫生解决方案和消费者健康解决方案等。根据里程碑/可交付成果类型模型（阶段关卡），其获批资金总计达21亿美元。Infoway的一大特点在于注重实现效益，持续收集数据并监控进度指标。它与维多利亚大学电子健康观测站合作，运用严谨方法开展收益和投资回报率（return on investment，ROI）分析。

在医疗信息共享的迫切需求下，加拿大建立了全国性的医疗卫生信息系统，通过多种渠道筹措资金，以全国标准统一、可共享的电子健康档案为核心，采用多种方式推进卫生信息化建设，使加拿大的医疗信息化水平处于世界前列。加拿大医疗信息化建设的成效有以下几点。

（1）多部门协同合作。2001年，加拿大联邦政府投资5亿美元成立Infoway。该公司是一个独立的非营利性机构，由联邦政府资助，负责领导全国医疗信息化建设。加拿大政府在医疗信息化建设中起主导作用，Infoway进行实际运作，各地区协同合作，形成完善的卫生管理组织系统。

（2）建立全国范围内的电子健康档案系统。"加拿大电子健康记录蓝图"是加拿大制定的全国性的电子健康档案系统。EHR是为加拿大人建立一个安全的、个人的、终身的有关健康和医疗的关键记录。Infoway的核心战略是建立一个覆盖全国的电子健康档案系统，并实现从本地、区域、省、到全国的点到点的电子健康记录信息共享和互操作。目前，Infoway的实验室信息系统、药物信息系统、诊断成像系统等基本实现了系统间的互联互通。

与其他拥有全民健康保障体系的国家相比，加拿大的"互联网+"医疗健康服务体系建设稍显逊色。加拿大互联网医疗服务体系比较具有代表性的是安大略电子健康系统（eHealth Ontario）。该系统的药物档案审查系统可以显示250万安大略省药物福利计划和Trillium药物计划参与者的处方药物信息。eHealth Ontario的电子处方试点项目让医疗机构的医生通过电子方式将处方发送到相应的当地药店，从而节约资源、提高效率。

由于加拿大的医疗信息系统是以省或地区为单位创建的，全国没有统一的运行系统和标准，所以加拿大民众所体验到的"互联网+"医疗服务参差不齐，尤其在线上预约、检测结果查询和线上咨询问诊等方面。出于隐私安全考虑，加拿大的医疗健康数据被分散保存在不同的地方，只对特定的医疗服务提供者开放，全国没有联通的医疗数据共享系统，患者的医疗数据常常需要重复输入。另外，加拿大也没有全国统一的官方医学信息网站。民众获取医疗知识的途径主要是互联网，而互联网缺乏监管，医学信息的科学性和准确性无法得到保障。

2. 加拿大医疗卫生数字化转型发展战略

加拿大联邦政府高度重视全国卫生信息化建设，自20世纪90年代开启国家卫生信息化建设以来主要经历了三个阶段。一是基础建设阶段。在这一阶段，加拿大发布卫生信息基础架构发展蓝图和策略计划，将增强信息获取能力和基础设施、整合医疗卫生服务、建立信息资源、完善隐私保护作为主要战略目标。此阶段的建设核心在于加强卫生信息基础设施建设、创建卫生信息资源、制定卫生信息基础架构。二是促进信息共享阶段。为发挥卫生信息化的最大潜能，加拿大政府及时调整战略重点，推进系统互联互通和卫生信息共享利用，建立用户、医疗服务机构的统一识别系统及基础架构，推动卫生信息标准化研究，并计划在2016年为全体加拿大人建立电子健康档案。该阶段，Infoway将重点放在统一标准规范制定和系统互联互通上，推进业务信息共享关键载体——电子健康档案的建设。三是扩大卫生信息应用阶段。加拿大出台泛加拿大电子健康档案十年实施战略，旨在建成一个整合的、可互操作的电子健康档案系统，使其可以覆盖整个医疗卫生体系，在不同医疗机构间连续应用。通过这一阶段的建设，加拿大继续提高电子健康档案建档率，提升电子健康档案的应用，并基于互联互通提供个性化的信息服务。自2005年起，除定期发布长期规划外，每年3月Infoway还会发布当年的工作计划。2013～2014财年的工作目标主要是提升医生和医院对电子健康档案的应用，扩展数字化医疗服务内容，改善患者体验。

3. 加拿大医疗卫生数字化转型发展战略模式

（1）建立分工明确的运营体制。加拿大卫生信息管理组织机构经历了动态发展过程，逐步从国家行政层面的咨询委员会形式，发展为集指导、监督、投资、协调职责于一体的实体机构。2000年之前，主要由各级政府代表组成的咨询委员会指导卫生信息体系建设，包括1997年成立的卫生部卫生信息架构咨询委员会，1999年成立的联邦政府/省/地区卫生信息架构咨询委员会。2001年Infoway成立以后，卫生信息化建设形成由联邦政府主导、专业公司运作、各省和地区协同的运营体制。其中，联邦政府的作用是为卫生信息化发展制定法规、法案，与加拿大卫生信息研究院（Canadian Institute for Health Information，CIHI）合作制定卫生信息化战略规划，帮助各省和地区建立监管系统；加拿大卫生部主要负责资金调拨，Infoway负责选择投资项目、合作开发、指导协调，省和地区政府则是项目的开发主体。除Infoway外，卫生统计机构和一些协会也是加拿大卫生信息化建设的重要力量。例如，CIHI通过构建泛加拿大卫生数据库，提供跨卫生部门的数据，以此提高卫生数据利用的深度和广度。加拿大卫生信息协会、卫生信息管理协会等为卫生信息化发展提供人才、认证方案、持续教育和职业实践，积极参与国家甚至国际层面的卫生信息标准制定和实施。

（2）制定相关法律法规。除了建立分工明确的运营体制，加拿大还通过制定相关法律法规，为医疗卫生数字化转型提供法律保障。加拿大主要通过立法确立电子病历的证据效力，保护信息安全与个人隐私。1998年，加拿大颁布了世界上第一部名称中含有电子证据字样的法律——《统一电子证据法》，提出电子证据的举证责任、证据完整性的认定规则等，为电子病历作为证据提供法律支持。为避免由于系统设计或购买别国成品系统引发的技术错误，加拿大政府要求建立"技术错误报告数据库"，公开技术错误，保证信息系统安全。针对个人信息隐私、个人健康信息隐私分别立法保护，2000年颁布《个人信息保护与电子文件法》（PIPEDA），随后安大略省等多个省份相继颁布《个人健康信息保护法》（PHIPA或相关法案），强调保护个人隐私信息，确保居民及时、准确获得个人健康信息。同时，设置隐私保护机构和隐私专员，负责隐私相关检查、诉讼、保障等工作。

（3）成立标准协作组织。2006年，Infoway与CIHI商议整合加拿大现有的各种卫生信息标准组织，联合成立了标准协作组织。该组织由Infoway、CIHI及联邦政府、省和地方卫生部副部长组成，支持泛加拿大卫生信息标准的制定、维护和实施。Infoway标准协作组织在标准制定和实施过程中，力求让广泛的利益相关方参与其中，以确保标准的适用性，刺激市场需求，促进标准应用的区域统一、全国统一，并参与开发国际标准。此外，通过在标准整个生命周期中持续提供产品和服务，降低标准应用相关的风险和成本。该组织实现了标准管理层面上的统一，对标准整个生命周期进行控制和协调，提高标准应用效率，促进标准的统一与应用。一些标准已用于支持电子健康档案蓝图的实施和可互操作的电子健康档案开发，主要包括患者/医疗服务提供者登记标准、实验室标准、诊断影像标准、药物标准、可互操作的EHR标准、安全标准等。

（4）采取多渠道筹资模式。Infoway作为战略投资者，对各省、地区的投资具有指导和监督作用。具体投资模式是Infoway与各省、地区一起协商制定投资规划，各省达到要求后才能得到Infoway的资金支持，各省、地区在遵守Infoway统一标准的前提下制定和实施具体工作计划。在Infoway已开展的300多个项目中，75%的经费由Infoway出资，25%的经费由各省出资，Infoway出资比例较高是为便于操控和监管这些项目。截至2017财年，Infoway累计使用联邦政府资金21亿加元，另外各省、地区配套资金13亿加元。这些资金主要用于建设电子健康档案、电子病历、远程医疗和公共卫生监督系统，也用于支持泛加拿大信息基础设施架构和标准建设项目，促进信息系统应用。

（5）加强卫生信息系统认证。Infoway发起的认证服务关注隐私、安全和健康信息互交换问题，以确保加拿大电子健康档案可持续投入并获得产出。通过提供全国范围内的服务，降低信息系统供应商和卫生信息技术购买方付出的成本和面临的风险。Infoway主要从隐私、安全、互操作和管理四个方面进行认证，先期提供的认证涉及门诊病历系统、影像系统、药物信息系统、电子病历、免疫系统、客户注册、消费者应用及消费者健康平台等。Infoway 将继续扩大 EHR 相关领域的认证服务。

（6）重视卫生信息系统效益评估。卫生信息系统建设的最终目的是使人们获得更优质的医疗服务，提高卫生系统绩效。为评价 Infoway 在卫生信息系统建设中的效益，Infoway 借鉴"信息系统成功模型"构建了"效益评估指标体系"，该指标体系参考著名的"Delone & Mclean 模型"，从系统质量、信息质量、服务质量、系统使用、用户满意度、净收益六方面评估卫生信息化建设成效，其中净收益主要以医疗服务质量、效率及可及性为衡量指标。系统质量（功能性、效果和安全性）、信息质量（内容和可获得性）、服务质量（可响应性）共同影响系统使用和用户满意度。系统使用包括使用行为/使用方式、自我报告使用、使用愿望；用户满意度涵盖胜任力、使用者满意度、使用的便捷性。而系统使用和用户满意度又共同影响净收益，净收益的评价包括质量评价（患者安全、适宜程度/效果、健康产出）、可及性评价（患者/提供者获得信息服务的能力、患者和服务者的参与）、生产力指标（效率、保健协调、净成本）。在上述评价框架中，系统使用、信息质量、服务质量、使用和用户满意度等评价有通用指标，可应用于所有信息系统；而在质量、可及性、效率三方面，Infoway 为每个信息系统给予了相应的评价框架、评价方面、相关指标、推荐方法和数据来源。对每个评价方面，Infoway 又制定了详细的评价目的、内容、方法/设计、计算方法。目前进行评估的系统主要包括诊断影像信息系统、药物信息系统、可互操作的电子健康档案、实验室信息系统、远程医疗系统、公共卫生监测系统等。

4. 加拿大医疗卫生数字化转型发展成效

自 20 世纪 90 年代以来，加拿大卫生信息化建设取得了显著进展，主要表现在以下几个方面。首先，重要卫生信息系统覆盖范围不断扩大，有效提高了医疗服务质量。电子健康档案经过 10 余年的发展，已在全国范围内建成多个系统，并实现系统间的互联互通；诊断影像信息系统实现影像信息全国范围内的共享，几乎所有加拿大公立医院的影像学检查实现了无胶片化；药物信息系统已在 1/2 左右的急诊室和 1/3 左右的社区药店部署，减少了药物的不良反应，遏制了药物滥用。其次，远程医疗发展迅速，服务模式日渐丰富。加拿大远程医疗系统已覆盖几千个乡镇，为患者提供管理与诊断治疗服务，不仅解决了偏远地区看病难问题，还为患者节省旅途费用。过去几年，加拿大远程监控同样取得较大进步，借助信息技术实时监测患者健康状况，开辟了医生和患者新的互动方式，有效扩展了医疗服务可及性。再次，利用卫生信息系统开展多种便民信息服务。通过为居民建立管理和存储个人健康信息的网站或信息平台，提供涵盖教育、营养等多种主题的电子健康信息服务，开展诸如个人健康档案和慢性疾病管理等方面的应用。最后，重视卫生信息利用，为卫生管理人员和决策者提供决策支持。加拿大构建的卫生决策支持系统已应用于临床医疗、公共卫生、医院管理等领域，具备统计分析、数据挖掘、预测等功能。例如，加拿大公共卫生信息系统能够自动整合用户免疫、传染病病例管理和监控等健康记录和报告，可支持公共卫生提供者的干预、跟踪、随访、病案管理和疾病报告工作。

5. 加拿大医疗卫生数字化转型发展遇到的困难

目前，加拿大医疗卫生信息化建设已取得较为显著的成效，但在一些关键领域仍落后于其他国家。一是资金问题。要使每个加拿大人的电子健康档案都实现互操作性，估计还需100亿加元投入。二是技术问题。Infoway虽然制定了电子健康档案标准，但大部分厂商提供的产品技术达不到设计要求，导致无法实现信息的全流通，加拿大医疗卫生的信息化共享程度仍有待提升。目前，加拿大尚未完全实现跨系统和跨省的医疗信息共享，可互操作的影像传输与归档系统、放射信息系统还未实现跨省共享，覆盖每种药物和每个人的可互操作药品信息系统也难以推广到社区及社区药店。此外，有研究显示，加拿大卫生信息化战略过于关注国家信息基础设施建设，忽略了医生和患者的实际需求。

（二）加拿大医院数字化转型的启示

加拿大卫生信息化建设是在国家立法、专业化公司运作、两级出资、省级落实的管理模式下迅速发展的，在统筹规划、组织实施、标准制定、信息安全与隐私保护等方面积累了大量实践经验，值得我国参考借鉴。

1. 注重制度全面性、多样性和衔接性的充分整合

加拿大医疗保障制度以全民覆盖为主要特点，确保居民享有同等的医疗服务获取机会。目前，我国医疗保障制度涉及部门较多，业务系统繁杂，体系结构比较单一，层次性不足，制度之间的衔接不明显，难以满足不同层次的医疗服务需求。应借鉴加拿大社保制度的多样性设计，保障所有人都有获得医疗服务的同等机会。既使大部分人拥有社会保障，又能满足特殊的就医需求，建立并实行由政府主导、信息部门负责、专业机构参与、覆盖全民、一体化的医疗卫生体制，建立区域卫生信息联动的工作机制和制度安排。

2. 明确划分医疗保障制度中各级政府的责任

合理的政府责任划分对医疗保障制度的有效运行至关重要，加拿大在这方面的经验也值得我国学习。在加拿大医疗保障制度发展过程中，联邦政府和省政府的责任关系一直是核心内容。加拿大医疗保障法律制度包括联邦立法和省立法，联邦政府负责提供部分资金，主要管理工作则由各省自行负责。我国卫生信息化基础相对薄弱，人口基数大，医疗机构信息化水平参差不齐，因此需要在卫生行政部门统一指导下，调动多方力量密切配合，同时由相关部门做好部署和指导工作，明确界定政府责任范围。我国应划清中央政府与地方政府的责任关系。

3. 建立隐私保护机制，确保健康信息安全交互与共享

医疗信息安全保障问题是国际性难题。加拿大在发展卫生信息化之初就高度重视信息系统安全与患者隐私保护，在组织机构的演变和战略规划发展过程中始终将其作为重要内容，采取一系列有效措施确保信息安全保存、共享与应用。通过建立"技术错误报告数据库"确保信息系统从设计、开发到投入使用整个过程达到安全水平；调动信息系统供应商、系统运维商、医疗卫生机构、医疗服务提供者等利益相关方参与信息安全与隐私保护工作的积极性。通过法律法规对隐私问题进行强制管控，以此强化各利益相关方的行业自律和患者维权意识，从而为卫生信息化技术应用保驾护航。

4. 设立第三方监管机构，客观评价建设成效

加拿大目前的电子健康档案系统建设进展仍然"非常缓慢，相当不完善"，并且加拿大整个卫生信息化建设落后于其他发达国家，因此Infoway正面临越来越多的指责。专家认为，Infoway作为战略投资机构，不宜对自己的工作进行评估。可见，建立独立于政府的第三方监管机构，对国家卫生信息化建设进展和水平进行客观、真实的评价，对相关政策进行深入剖析，有利于更清楚地了解现状，制定更加切合实际的战略规划。除设立第三方监管机构外，加拿大还采取了一系列其他措施推动卫生信息化建设。加拿大定期总结卫生信息化建设经验和成效，梳理建设过程中存在的问题，并研究具有针对性的解决方案，进而制定年度重点工作计划，及时调整发展方向和措施。加拿大注重对医护人员的培训，逐步提高医护人员、患者在信息化建设中的参与程度，更好地满足其需求，提高医护人员使用信息系统的积极性。然而，由于较大的资金压力和技术限制，加拿大初级医疗保健信息化程度较低，EHR建设与应用情况未达到预期效果。这也是我

国卫生信息化工作现阶段面临的主要类似问题，我国应及时总结信息化建设成效，提升社会各界对卫生领域信息化建设的重视程度。

5. 专业化公司的管理模式有利于提升工作成效

加拿大设立国家层面卫生信息化建设主体Infoway，负责统筹全国卫生信息化发展，统一调配使用联邦政府在卫生信息化建设方面的资金。Infoway作为战略投资者和技术领导者，承担组织管理和协调配合工作，不仅建立起管理层次分明、责任主体明确的管理机制，还在各省、地区达到项目标准的前提下，对其给予资金支持，并对具体实施情况和效益进行投资评估，充分发挥资金的导向作用，有力推动了投资项目可持续发展。这种专业化公司独立运作，且全程有政府参与的模式，既便于政府领导和监管，又有效避免了政府机构可能存在的低效问题，是加拿大卫生信息化建设具有开创性的成功因素。

6. 推行产品认证政策，提升系统整体协同性

除了专业化公司的管理模式，加拿大在提升卫生信息化系统整体协同性方面，还推行了产品认证政策。Infoway推出卫生信息系统认证服务，从国家层面规定了卫生信息系统开发标准，以加快引进安全、可互操作的卫生信息化解决方案。

五、丹麦医院数字化转型发展现状与启示

（一）丹麦数字化医疗的发展

1. 丹麦医疗体系概述

丹麦的医疗体系是世界上最先进的医疗体系之一，以其高质量、普遍覆盖和有效性著称。该体系由公共健康和社会福利体系构成，重点在于不论贫富，为民众提供普遍的医疗服务。丹麦的医疗模式是一种传统的以税收为基础的公共医疗体系，实现了100%的人口覆盖率。此外，丹麦相对较小的国家规模和较为均匀的人口构成，也为这种医疗模式的成功奠定了基础。2003～2007年，丹麦借助国家医疗信息技术战略推动了电子病历系统的实施。如今，该国推行以患者为中心的医疗方针，打破了不同医疗机构之间的界限。同时，北欧各国紧密合作，挪威、丹麦和瑞典搭建了互联的国家医疗信息网络。目前，有一半的医院和几乎全部的基层医疗工作者都在使用一套全国联网的EMR系统。科技在丹麦的医疗系统中扮演着非常重要的角色。早在1994年，丹麦就建立了国家医疗卫生数据和

信息网络MedCom，旨在促进医疗工作者与社会医疗部门之间的沟通。2003年，丹麦国家医疗卫生门户正式成立，开始为患者提供在线服务。直至今日，Med-Com仍然是丹麦医疗卫生行业中的共同标准。丹麦的国家医疗信息化项目涵盖了电子病历、通用医疗卡、远程医疗等的应用，在外科医学和实验医学领域也有相关技术应用和发展。凭借这些成果，丹麦的患者无须每周前往医院，通过家中的计算机监护装置就能实现远程医疗并接受电子处方。丹麦的医疗信息系统在全世界遥遥领先，不仅带来了可观的经济回报，还实现了很高的患者满意度。据医疗信息和管理系统协会（HIMSS）估算，仅电子病历系统带来的医师产能收益，每年就能为丹麦节省1.2亿美元。国际研究显示，得益于便捷的患者护理和高质量的医疗基础设施，超过90%的丹麦人对本国的医疗系统感到满意，无论以何种标准衡量，这都是一个令人钦佩的结果。丹麦高度分权化的医疗管理体系是保证成本效益的关键。从人均数据来看，丹麦的医疗成本与许多工业化国家相当，但因其系统效率较高，总体医疗成本相对较低。丹麦政府通过预算分配影响医疗卫生系统的发展方向，充分重视优先发展领域，并向地区和地方政府划拨专项资金以助力实现目标。这看似削弱了地方政府的权力，实际上医疗卫生管理权仍归地方所有，丹麦卫生部仅负责监督和协调。此外，该系统还具备严格的管控机制，通过必要的核查和平衡，将医疗成本控制在可接受范围之内。同时，在税收的支持下，大部分的医疗服务对民众是免费的。

然而，丹麦的医疗系统也存在一定的问题。与其他欧洲国家一样，丹麦的医疗体系面临着严峻的预算压力。医疗成本高使医疗系统改革势在必行，但政治意愿的缺失又导致政策干预难以有效实施。此外，丹麦民众对现行系统的高满意度，使得他们缺少推动改革的内在动力。值得注意的是，丹麦人口的整体健康水平与过去20年相比出现下滑，该国人口平均寿命已降至其他欧洲国家之下，同时，丹麦中年妇女的乳腺癌和肺癌发病率呈上升趋势。尽管丹麦拥有享誉世界的医疗信息系统，但其仍然存在诸多亟待解决的问题。最为突出的是，丹麦需要制定统一的电子病历标准，以此提升医疗信息系统收益，减轻医疗交付系统的负担。与此同时，丹麦相关部门还必须针对老龄人口开发出切实有效的家庭护理解决方案。虽然丹麦在过去20年中在医疗卫生领域取得了诸多开创性成果，但统一标准的制定仍是其未来几年必须直面的重大挑战。不过，只要这些标准得以完善，并同步推进必要的政策改革，丹麦有望继续在全球数字化医疗领域保持领先地位。

2. 丹麦医疗卫生数字化转型战略

丹麦的医疗卫生数字化转型发展战略近年来取得了显著进展，致力于通过技术创新和数字化工具改善医疗服务的质量和效率，提升患者体验，并实现可持续发展。丹麦拥有世界领先的数字健康基础设施，自21世纪初期起，就开始实施电子健康记录系统。借助全国范围内的电子健康记录系统，不同医院、诊所和其他医疗机构可以共享患者的病历信息。这一举措不仅减少了重复检查和药物错误，还切实提高了医疗质量。此外，通过丹麦国家卫生服务平台（Sundhed.dk）等系统，丹麦为民众提供集成的电子健康记录（EHR）和患者门户服务。所有丹麦公民的健康数据都存储在这一平台上，并且可以在医疗服务提供者和患者之间共享，这有助于极大提高医疗服务的协调性和效率。

丹麦的国家医疗IT战略发展历程漫长且有序。1994年，丹麦提出"2000年信息社会年政治目标和战略计划报告"，将信息技术列为发展要务，为后续数字化转型奠定基础。1996年，推出"战略计划报告——EHR行动计划"，进一步聚焦电子健康记录领域的发展。1998年，成立电子病历观察基金会（Foundation of the Electronic Patient Record Observatory）。该基金会负责收集EPR站点的经验教训，并致力于在医院中优化信息技术的应用。1999年，提出"医院内信息技术国家战略计划（2000—2002）"，明确EPR将成为医院内IT系统的核心，并指出医院信息技术系统实现医疗保健目标所需的项目。2002年提出的"医疗保健信息技术国家战略计划（National Strategy for Information Technology in Healthcare）（2003—2007）"指出，整合保健服务，提高患者参与性，并确定医疗保健服务中IT应用的优先性。2007年，丹麦卫生部成立"连接丹麦的数字化医疗"项目，并出台"丹麦医疗服务数字化新战略（2008—2012）"。该战略采用纳入多种影响因素的参与性方法，并加强国家级别的管理。2022年，丹麦政府战略提出九大目标，分别为增强网络和信息安全、为所有居民和企业提供连贯服务、增加技术投入实现核心功能、促进中小企业数字化转型、促进数字化医疗、通过数字化方案加速绿色转型、强化基础设施、增强国际竞争力、为未来挑战做准备。

3. 丹麦的远程医疗和健康管理

丹麦政府大力推动远程医疗服务的应用，尤其是在老龄化社会日益突出的背景下。患者可以通过远程医疗平台进行虚拟诊疗，这一举措减少了医疗服务的等待时间，也降低了患者前往医院的需求。此外，远程监控技术也被广泛应用于慢性病患者的管理。例如，通过可穿戴设备监控血糖、血压等健康指标。丹麦在智能医疗设备的研发和应用方面也处于前沿地位。例如，使用物联网技术连接的设备可以监控患者的生理状态，并将数据实时传输给医疗服务提供者。基于这些数据，医务人员可以进行远程诊断和即时干预，有效提高了慢性病患者的生活质量。丹麦政府非常注重在数字化转型过程中保障个人隐私和数据安全。所有医疗数据共享都需要遵循严格的隐私保护标准，以确保患者的隐私权不被侵犯。同时，政府也运用了先进的数据分析技术，通过大数据挖掘，优化医疗资源的分配，预测和应对公共卫生挑战。丹麦还致力于推动患者自我管理健康的理念。借助智能手机应用、在线平台等工具，患者可以实时跟踪和管理自己的健康状况，并与医疗团队进行互动。这种自我管理的方式，不仅减少了患者到医院就诊的频率，也帮助患者更好地理解和管理自己的健康。丹麦政府在推动医疗数字化转型方面起到了主导作用，其政策框架鼓励创新，积极推动医疗领域的数字化和科技研发。此外，丹麦政府还投入了大量资金，用于医疗IT基础设施建设、人才培训及数字化健康服务的推广。

（二）丹麦医院数字化转型的启示

1. 重视医疗信息系统的长远规划

丹麦的卫生系统高度依赖信息化技术，通过EHR、数字健康平台、在线服务等多种手段推进医疗服务现代化。这些技术助力丹麦有效应对人口老龄化、慢性病管理、资源短缺等一系列卫生挑战。丹麦的MedCom项目自启动便获得政府的重视和支持，自1996年起，丹麦政府相继出台多项国家层面的卫生信息化发展策略，为卫生信息化的长期发展提供政策引导。此外，丹麦政府还优先建设全国电子处方记录数据库，实现用药记录的便捷查询与管理，切实保障用药安全。同时，丹麦积极推动人工智能和数据分析技术在医疗领域的应用。这些技术可协助医生分析海量健康数据，辅助临床诊断、预测疾病趋势，并为公共卫生决策提供数据支撑。我国幅员辽阔，更需从国家层面制定统一的长远规划。科学规划有助于实现全国医疗卫生信息化业务系统的互联互通与信息共享，同时也有利于统筹协调全国医疗资源，提升综合管理效能。

2. 加强多方合作

丹麦政府通过立法与资金支持，鼓励私营部门和医疗机构投资技术创新项目。同时，政府制定政策，要求医疗机构遵循统一的信息技术标准和安全规范，以保障医疗信息的安全性和可访问性。在协同合作方面，MedCom项目协调组织与国家健康网站紧密联动。国家健康网站于2003年底由丹麦卫生部等机构出资建立，居民可以通过该平台更新用药信息、预约全科医生、进行邮件咨询、获取健康教育知识及查看医院服务评价。全科医生则能快速调取患者的电子健康记录，为诊疗决策提供依据。此外，MedCom项目协调组织相关方构建并维护国家卫生信息网络，确保健康网站的安全访问，并于2007年初成立国际部，积极参与欧洲各国，尤其是邻近国家的卫生信息化合作项目。

3. 注重信息安全建设

由于医疗数据涉及个人隐私，丹麦政府高度重视数据安全和隐私保护。所有医疗信息系统均需符合严格遵循数据保护规定，确保患者数据的安全性和保密性。同时，丹麦也构建了完善的法律框架，防止公民健康数据遭到滥用。丹麦将个人唯一标识符应用于卫生信息系统，实现各系统间个人健康信息的精准关联，有效避免因姓名重复导致的信息混乱和隐私泄露。此外，通过技术和立法双重手段强化信息安全：丹麦居民可通过电子签名安全访问国家健康网站，并自主设定健康信息的查看权限；系统自动记录电子健康记录的修改和访问日志。丹麦还制定了《丹麦个人信息处理保障法案》（*Danish Act on Processing of Personal Data*）等相关法律，为个人健康信息筑牢屏障。

4. 注重慢性病信息化管理

丹麦的健康管理模式聚焦全方位患者关怀，尤其在糖尿病、高血压、心脏病等慢性病管理领域，充分借助信息技术提高管理效率和服务质量，并强调患者在慢性病管理中的主动性。医疗系统为患者提供健康教育课程、在线学习资源、定期检查提醒等工具，支持患者自主监测与管理病情，既有效控制病情，又减轻了医院的负担。2011～2015年间，丹麦的各大区广泛开展大数据远程医疗试验，旨在减少门诊量、缩短住院时间、改善患者生活质量。以丹麦北部大区的慢性阻塞性肺疾病（chronic obstructive pulmonary disease，COPD）项目为例，COPD是一种以慢性支气管炎和（或）肺气肿为特征，可进展为肺心病和呼吸衰竭的常见慢性病。自2013年起，丹麦北部大区为1400名患者配备家庭护理器械，并由护理人员提供上门使用培训。患者每两周按医嘱上传血压、脉搏、体重等自测数据，并报告咳嗽等症状。医生和护理人员据此评估患者是否需要进一步治疗。项目反馈显示，96%的患者认为系统操作便捷，71.7%的患者安全感显著提升。此后，丹麦北部大区将COPD项目的成功经验推广至心脏病等其他疾病的远程医疗管理中。丹麦的医疗信息系统通过整合电子健康记录、远程监测、数据分析和患者自我管理等技术，致力于提高慢性病患者的生活质量，降低医疗成本。这些实践不仅提高了医疗服务的效率，还增强了患者的自主健康管理能力，成为全球慢性病管理领域的先进范例。

中国互联网医院发展现状和问题

一、中国互联网医院发展概况

　　截至2020年4月30日，通过多个公开渠道共搜集到中国497家互联网医院的相关资料。根据申办主体的不同，互联网医院可分为实体医院主导型和企业主导型两类。在这497家互联网医院中，实体医院主导型有415家，占83.5%（图3-1，图3-2）。

　　从图3-2可以看出，现阶段互联网医院主要集中在东部、南部沿海省份。这些区域不仅优质医疗资源集中，且医疗信息化程度也较高，有良好的发展基础。其中，山东、江苏、安徽、浙江、福建、广东等省份被国家卫生健康委员会确定为"互联网+医疗健康"示范省。值得注意的是，互联网医院较多的区域，往往也是互联网行业探索起步较早的地区。例如，截至统计日期，山东的互联网医院数量已达133家。

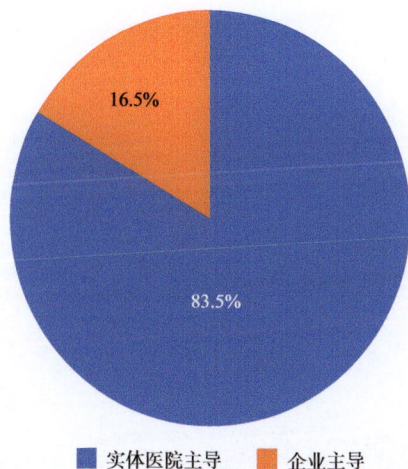

图3-1　中国互联网医院按申办主体分类

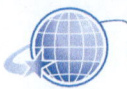

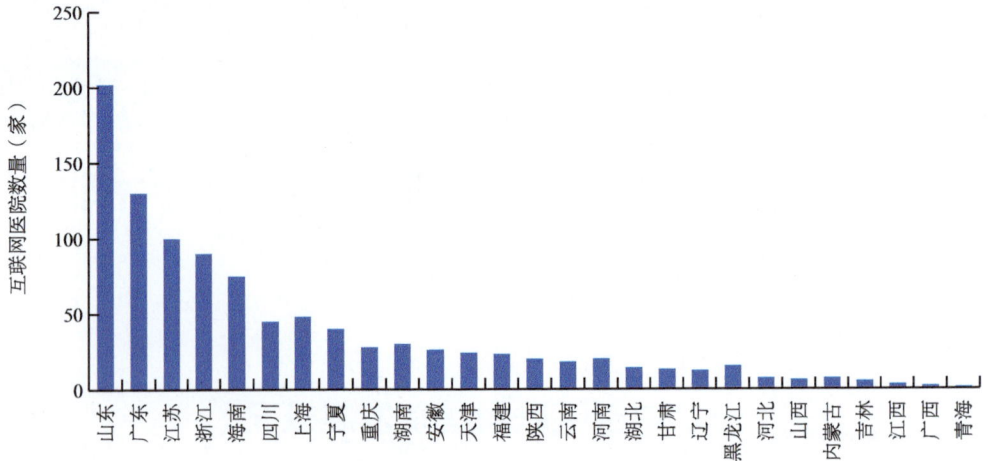

图3-2　中国互联网医院区域分布

在医院类型方面，综合医院和中医院占据主流地位，专科医院类型丰富多样。综合医院凭借齐全的科室设置，能满足患者多样化的就诊需求；中医院虽无法在线上把脉，但同样可以开具在线处方。此外，妇幼保健院、儿童医院和妇产医院在互联网医院中也占有较高比例。其他的专科医院则以慢性病管理，以及口腔、眼科等消费需求旺盛的专科为主，这类医院能够满足患者在医疗、健康管理、消费等方面的多层次需求（图3-3）。

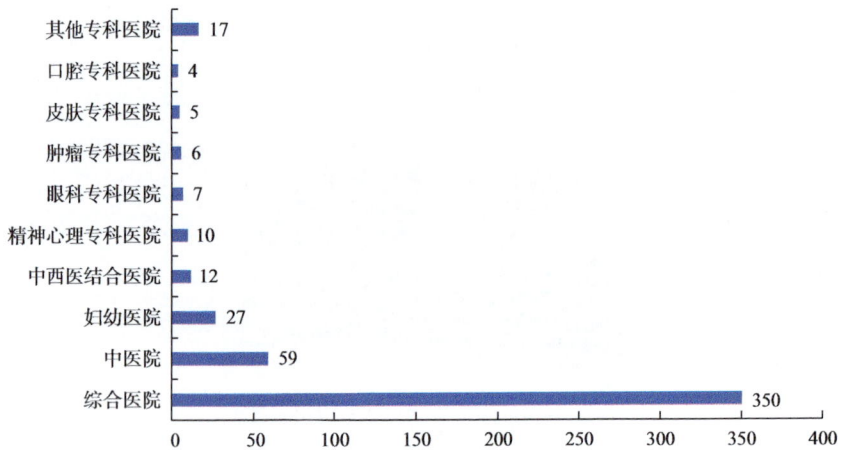

图3-3　497家互联网医院的类型

（一）演变：政策推动下的互联网医院

互联网医院的发展与政策紧密相关，对其进行分析必须建立在政策解读与监管梳理的基础之上。基于此，首先从政策演进方向剖析互联网医院的发展历程。国家对互联网医院的监管主要经历了"试水探索期—试点试验期—监管整顿期—定调支持期—加速落地期"五个阶段。

1. 试水探索期（2014年8月至2016年7月）

2014年8月，国家卫生和计划生育委员会颁布《关于推进医疗机构远程医疗服务的意见》，明确了远程医疗的重要性。2015年12月7日，微医集团与桐乡市人民政府联合成立的乌镇互联网医院开业，成为全国首家互联网医院。此阶段尚处于互联网医院政策的试水探索期，尚未出台与互联网医院直接相关的政策文件，互联网医院仅在部分地区零星出现。

2. 试点试验期（2016年8月至2017年4月）

银川被选为互联网医院建设试点基地。2017年3月19日，银川市政府与丁香园、北大医信、春雨医生、医联等15家互联网医疗企业集中签约，15家互联网医院集体入驻银川智慧互联网医院基地。这一事件在互联网医疗领域引发强烈反响。随后，各地纷纷效仿银川模式，掀起第一轮互联网医院建设热潮，全国先后有超过50家互联网医院成立。

3. 监管整顿期（2017年5月至2018年3月）

2017年5月9日，国家卫生和计划生育委员会发布《互联网诊疗管理办法（试行）》（征求意见稿），规定此前已设置审批的互联网医院、云医院、网络医院等，须在文件发布后15日内由审批的县级以上地方卫生和计划生育行政部门予以撤销。这两份文件让刚刚兴起的互联网医院发展陷入停滞状态，行业进入发展低谷期。

4. 定调支持期（2018年4月至2019年7月）

2018年4月28日，《国务院办公厅关于促进"互联网+医疗健康"发展的意见》正式对外发布，明确鼓励支持互联网医院发展，为行业发展指明方向。同年7月17日，国家卫生健康委员会和国家中医药管理局出台《互联网诊疗管理办法（试行）》《互联网医院管理办法（试行）》《远程医疗服务管理规范（试行）》三大文件，从国家政策层面确立对互联网医院的支持态度。随后，宁夏、天津、江苏、浙江、安徽、福建、山东、湖北、广东、四川、贵州等11个省、自治区、直辖市相继制定"互联网+医疗健康"实施意见或行动细则，有力推动了互联网医院的落地建设。

5. 加速落地期（2019年8月至今）

全国各省市陆续转发关于互联网医院的三个管理办法，并着手建立省级互联网医疗服务监管平台，同时积极制定互联网医院实施细则。2019年8月26日，最新修订的《中华人民共和国药品管理法》正式发布，解除了网售处方药的禁令；8月30日，国家医疗保障局出台《关于完善"互联网+"医疗服务价格和医保支付政策的指导意见》，将互联网医疗服务正式纳入医保体系。这两份文件的出台，有效消除了互联网医院在处方药网售和医保支付环节的政策障碍，进一步加速了互联网医院在全国的推广与落地。事实上，互联网医院监管政策涵盖设立、运营、日常监管、处方共享、医生绩效及物价制定等多个方面，政策体系的完善无法一蹴而就。未来，互联网医院相关监管文件有望持续细化和优化，从而推动互联网医院在构建有序分级诊疗格局中发挥更大作用。

（二）进程：互联网医院建设高潮

政策在不断演进的同时，互联网医院的建设进程也紧跟着监管政策而发生变化。通过对2014～2021年互联网医院企业注册信息整理分析，我们发现，互联网医院的注册数量有几次显著增加，2016年增加550%，2019年增加657.7%，2020年增加249.7%。截至2021年10月底，互联网医院数量已经达到1004家（图3-4）。

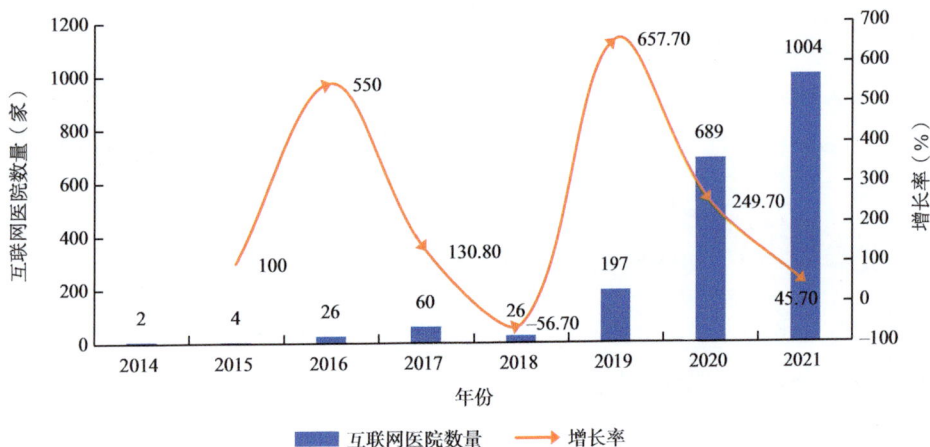

图3-4　2014～2021年互联网医院数量变化

银川作为国家互联网医院建设试点，在2017年4月前，先后出台了《关于印发银川互联网医院管理工作制度的通知》《银川互联网医院管理办法（试行）》《银川市互联网医院管理办法实施细则（试行）》《银川市互联网医院医师执业注册及考核理方法》等文件，为银川成为互联网医院建设基地提供了政策保障。2017年3月19日15家互联网医院集体入驻银川智慧互联网医院基地，引发了行业的广泛关注，形成了第一波建设高潮。2018年4月26日，《国务院办公厅关于促进"互联网+医疗健康"发展的意见》正式对外发布。该意见鼓励支持互联网医院的发展，行业终于迎来"定音锤"，将"互联网+医疗健康"确立为国家重点战略。随着互联网医院监管政策逐步明晰，地方政府积极响应，由此迎来了互联网医院第二波建设高潮。2019年，与互联网医院相关的细分政策出台。网售处方药解禁以及医保支付被纳入互联网医院体系，这两项关键政策成为推动互联网医院实现"医—药—险"生态闭环的重要力量。政策利好促使企业加速布局，同一时间，获得牌照的互联网医院数量剧增，互联网医院建设出现第三波浪潮。从互联网医院出现浪潮的时间看，政策对互联网医院的建设起着决定性影响。因此，后续互联网政策的不断深入和细化，将为互联网医院的发展营造更好的外部环境。

（三）蓝图：互联网医院生态框架路径

随着数量的增多和参与主体的多元化，互联网医院的产业生态持续完善，医疗服务正从以健康科普、在线咨询、预约挂号等简单咨询为主的"轻问诊"模式，逐步向涵盖在线诊疗、远程诊断等核心医疗服务领域延伸。在网售处方药和医保政策放开后，互联网医院得以打通处方药网售和保险支付两个关键环节，实现医疗、医药、医保"三医联动"，标志着互联网医院产业生态已基本构建完成。

互联网医院起源于远程医疗的发展。部分互联网医疗平台企业，如微医、好大夫在线、春雨医生等，凭借自身核心业务和优势资源，率先从"轻问诊"服务切入市场，落地覆盖患者看病全流程的互联网医院，积累了大量的医生资源和患者流量。同时，浙江大学医学院附属第一医院等一批公立医院，也开始将部分简单的问诊业务转移至线上，探索互联网医疗服务模式。当互联网医院在国家政策层面获得认可和鼓励后，吸引了众多参与者涌入，业务范畴开始向医疗核心领域拓展。互联网医院不仅将在线诊疗、远程门诊、远程诊断等核心医疗服务纳入体系，还开展医生教育、家庭医生等业务，并积极探索诊后服务，向康复护理、慢病管理、院后随访等环节延伸。随着业务的拓展，医生和患者对互联网医院的服务需求变得更为深入和具体，互联网医院的医疗属性愈发凸显。政策是推动互联网医院发展的核心动力。随着最新修订的《中华人民共和国药品管理法》出台，网售处方药未被明文禁止，这为互联网医院在医药领域的发展创造了条件。互联网医院将成为网售处方药的重要处方源，电子处方开具、药师在线审方、药品网络销售及配送等药事服务链条将进一步完善。2019年8月30日，国家医疗保障局颁布《关于完善"互联网+"医疗服务价格和医保支付政策的指导意见》，将医保纳入互联网医疗服务体系，补齐了互联网医院生态闭环的最后一环——医保支付。医保环节的打通，实现了互联网医院医疗、医药、医保三者真正联动，为互联网医院生态体系的构建奠定了坚实基础（图3-5）。上述政策全面覆盖了互联网医院医疗服务、医药服务和医保服务领域，充分体现了政策对互联网医院发展的主导作用。

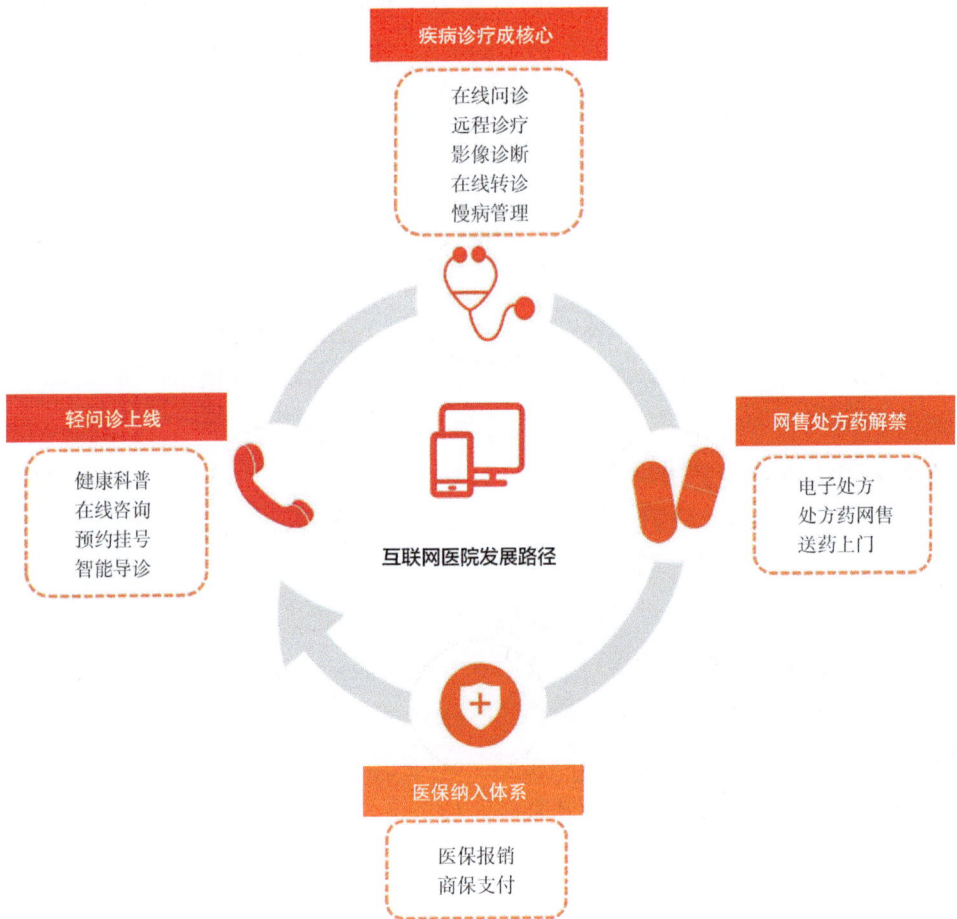

图3-5 互联网医院发展路径图

（四）需求：规模超2500亿，消费医疗需求扩大

目前，互联网医院已经进入了建设关键年，将从医院数量和服务质量上满足

患者对互联网医院的需求。根据供给创造需求理论，在互联网医院的试验试点阶段，民众对其认识较为有限，对其提供的医疗服务多持怀疑态度，因此，彼时互联网医院的市场需求规模较小。随着互联网医院在银川等地的成功运营，加之国家政策的明确支持，互联网医院获得合法"身份"。各地纷纷借鉴银川的成功经验开展互联网医院建设。目前，互联网医院提供的服务已从轻问诊拓展到在线问诊、远程会诊等疾病诊疗环节，市场需求规模也因此逐步扩大（图3-6）。未来，随着互联网医院在全国各地的陆续上线，服务覆盖人群将进一步扩大。而且，随着5G、人工智能等技术的不断融入，互联网医院的服务将更加多元化，其市场需求规模也将加速扩张。根据中研普华产业研究院发布的《2024—2029年互联网医疗行业市场深度分析及发展规划咨询综合研究报告》显示，截至2023年，我国互联网医疗市场规模已达3102亿元，同比增长率约为21.6%；预估2024年这一市场规模将进一步增长至4190亿元，体现出较为强势的增长趋势。在互联网医疗用户规模方面，截至2023年12月，我国互联网医疗用户规模已达3.94亿人，占网民整体的33.8%。这一比例充分反映出互联网医院庞大的用户基础，也彰显出网民群体对互联网医疗服务存在强烈需求。

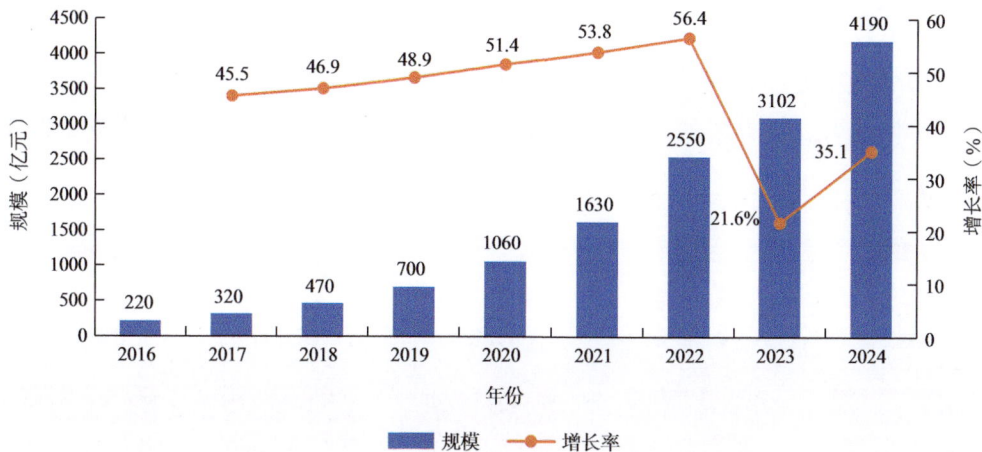

图3-6　2016～2024年互联网医院服务市场需求

　　在互联网医院市场需求不断扩张的背景下，消费医疗需求也将成为推动互联网医院服务市场需求的新动力。互联网医院服务的市场需求主要分为严肃医疗需求和消费医疗需求两大类。受政策规定和发展阶段限制，当前服务主要集中在挂号问诊（文字问诊和视频问诊）和远程医疗（远程会诊、远程诊断、远程监测等），主要用于满足部分常见病的复诊问题，其对扩大互联网医院服务市场需求规模的作用有限。随着人们消费能力的不断增强，医疗健康领域的消费支出也在不断增加。在此趋势下，医疗服务的个性化、优质化将成为新要求；针对健康管理、康复护理、母婴健康等具有消费属性的医疗服务，将成为未来互联网医院服务需求的新动力（图3-7）。

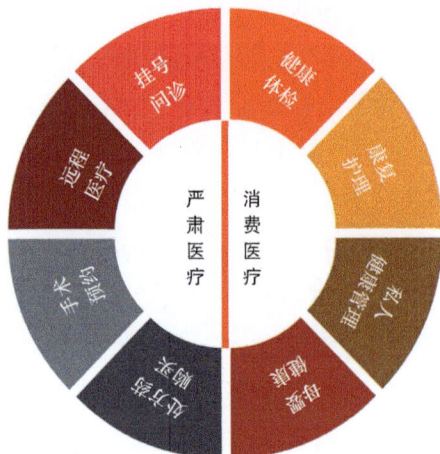

图3-7　互联网医院服务市场需求构成

（五）规范：以安全保障为核心，细化医疗服务

服务规范是确保医疗安全的重要措施，互联网医院服务规范覆盖了预约分诊、诊断服务、开方服务、药品服务及住院服务环节，为患者就诊提供安全保障（图3-8）。

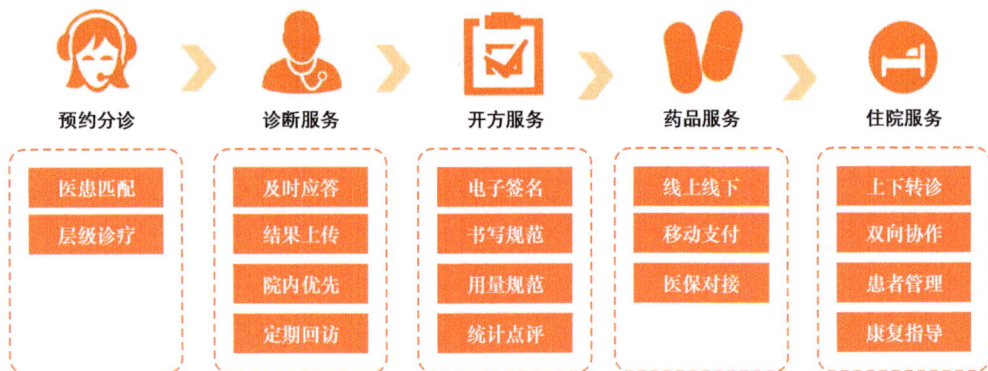

图3-8　互联网医院服务规范

预约分诊要求进行医患双方专业匹配和难易匹配。前者即根据医生擅长领域和患者疾病类型进行匹配，后者即根据医生权威程度和病例严重程度进行匹配。层级诊疗则遵循常见多发疾病优先匹配地市级医生，疑难危重症匹配一线城市权

威专家的原则，以此实现让最佳的医生来治疗其最擅长的疾病，充分发挥医疗资源价值。患者完成在线预约后，医生必须及时应答，为患者提供在线诊疗服务。同时，各个医疗机构必须上传患者提供的检查检验结果，便于医生参考和诊断。对于需要会诊的患者，优先安排院内会诊；若病情复杂程度超出本院服务能力，需及时安排院外会诊。此外，接诊医生要对患者进行定期回访，跟踪患者恢复情况。电子处方开具完毕需要进行电子签名，签名式样和专用签章应在药事管理中心留样备查，且处方当日有效。药品名称应当使用经药监局批准并公布的药品通用名称、新活性化合物的专利药品名称和复方制剂药品名称。药品应当按照药品说明书规定的常规用法用量使用，医院必须定期对上个月处方进行分析，包括总处方数、平均处方用药品种、平均处方单价等内容。患者完成在线问诊后，可选择线上或线下两种途径完成药品购买。同时，互联网医院要为患者提供多种在线支付方式，加强医保、商保的接入，尽早实现医疗费用的实时报销。对于需要住院且有相应需求的患者，接诊医师应该及时在线开具住院证明并协助患者办理入院。互联网医院分诊中心负责协调、对接转院医院，保障患者顺利转院。另外，医生要做好患者管理，指导患者用药、康复及复诊等事项。尽管当前互联网医院已形成较为全面的服务规范体系，但从现有政策内容来看，整体还比较粗糙，对于互联网诊疗服务还不够细化，针对互联网医院医生的服务行为也缺乏明确的指导规范。随着互联网医院政策的逐步细化，未来互联网医院的服务将更加规范化、精细化、高效化，为患者营造优质的就医体验，吸引更多的患者选择通过互联网医院就医。

（六）生态：整合多方资源，构建"医疗闭环"服务体系

互联网医院服务生态是一个多层次、多类别、多阶段的综合体系，由服务内容和提供服务的主体构成。服务内容涵盖医疗、医药和医保3大板块，服务主体包括政府、医疗机构、药品器械企业、医药电商企业、商业保险企业等（图3-9）。

1. 构建"医、药、险"的闭环服务体系

整个互联网医院服务生态体系从上至下遵循服务内容逻辑，包括医疗服务、医药服务和医保服务。随着政策对互联网医院服务的支持度和开放度不断提高，医疗、医药、医保服务逐渐被纳入互联网医院服务范围，构建了"医、药、险"的闭环服务体系。

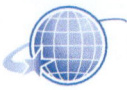

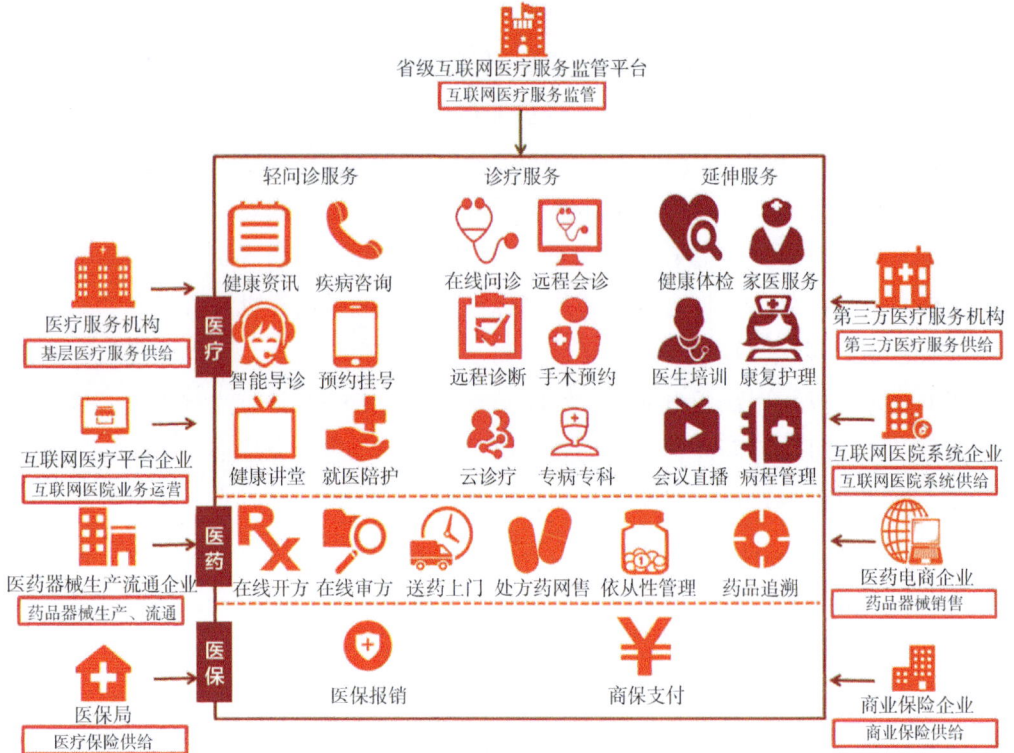

图3-9 互联网医院服务生态体系图谱

（1）医疗服务：互联网医院医疗服务已由医疗非核心环节拓展到医疗核心环节。在互联网医院发展早期，其主要是基于互联网的固有优势进行信息的整合和输出，主要提供健康资讯、疾病咨询、智能导诊、预约挂号等非核心医疗服务。此阶段互联网与医疗的结合程度较低，是以单纯的互联网思维开展医疗服务。随着政策逐步放开，允许互联网医院开展部分常见病和慢性病的复诊业务。互联网医院开始开设在线问诊、远程会诊、远程诊断等核心医疗服务，这标志着互联网与医疗进入了真正意义上的结合阶段。此时，互联网平台的设计围绕医疗服务展开，以满足疾病诊疗需求为主导，特别是以专病专科为代表的服务，正成为互联网医院服务创新点。在满足基本医疗服务的基础上，互联网医院进一步优化业务，将服务拓展到患者的健康体检、家医服务、康复护理等个性化服务，以及针对医生的在线教育、会议直播、病程管理等辅助服务。这些服务不仅帮助医生提升技能、减轻工作负担，还实现了互联网医疗需求的差异化和个性化，满足了患者日益提高的医疗服务需求和医生职业发展需要。

（2）医药服务：医药服务的变革得益于政策与市场的双重驱动。医药服务从单纯的在线开方拓展为在线开方、处方流转、送药上门等全流程服务。随着新版

《中华人民共和国药品管理法》的颁布，处方药网售未被明文禁止，再加上处方外流的红利，使得医药流通企业，特别是医药电商能够与各地电子处方流转平台进行互联互通，承接互联网医院的处方，并与各大互联网医院平台开展药品销售合作。此外，为保障患者安全用药及合理用药，处方药网售、依从性管理、药品追溯等建设工作也在逐步推进。因此，患者可以享受从获取处方、购买药品到用药指导的全面服务。

（3）医保服务：互联网医院医保服务已开始试行在线门诊与线下门诊享受相同报销条件。2023年9月银川颁布了《银川市医疗保险门诊大病互联网医院管理服务办法（试行）》，将原来只能在实体医疗机构（线下）诊治的门诊大病所享受的医保报销，扩展到互联网医院（线上）。银川作为互联网医院医保报销试验先行市，进行互联网医院医保支付范围、流程、管理等各方面的探索尝试，为全国推广做准备。除了医保支付，商保支付将成为未来互联网医院保险报销服务创新的重点，充分发挥商保的优势和对医保的辅助作用，最大限度地降低患者医疗费用负担。

2. 供给主体发挥优势，整合资源，优化服务

整个互联网医院服务生态体系从外至内遵循服务供给逻辑。外部的互联网医院服务供给主体，主要分为服务监管、服务生产和服务运营3类机构。其中，服务生产机构涵盖医疗服务机构、第三方医疗服务机构、医药器械企业、医药电商企业、医疗保障局和商业保险企业；服务运营机构主要指互联网医疗平台企业。

（1）省级互联网医疗服务监管平台：在整个互联网医院服务体系中承担着监督管理的核心职责。其监管重点包括互联网医院的人员资质、处方开具、诊疗行为规范、患者隐私保护和信息安全等内容。通过做好数据监管工作，该平台能够保障互联网医院服务的规范性和患者健康数据的安全性。

（2）医疗服务机构：作为互联网医院的必要参与主体，包括大型医院和基层医疗机构。根据互联网医院相关政策规定，互联网医院必须依托实体医疗机构而建立。在互联网医院模式下，医疗服务机构不仅能够开展传统的线下疾病诊疗服务，还新增了线上医疗服务渠道，成功打造出"线上+线下"的创新医疗服务新模式，极大地丰富了医疗机构的服务供给形式。

（3）第三方医疗服务机构：是对医院部分功能的分担和补充，也是医院改革的重要举措。根据《国务院关于修改〈医疗器械监督管理条例〉的决定》和《关于深化"放管服"改革激发医疗领域投资活力的通知》两个文件的规定，医学影像诊断中心、病理诊断中心、血液透析中心、医学检验实验室、安宁疗护中心、康复医疗中心、护理中心、消毒供应中心、健康体检中心和中小型眼科医院可为第三方独立医疗机构。它们主要为互联网医院提供检查检验、诊断、康复、护理等服务，有效增加了互联网医疗的服务供给主体。在发展过程中，这些机构应该注重提升服务的专业化水平，与医疗机构形成良好的互补。

（4）医药器械企业：主要负责药品器械的研发与生产。为了巩固市场地位，企业需要争取将产品纳入医保药品目录。鉴于互联网医院主要开展部分常见病和慢性病的复诊业务，针对心血管病、高血压、糖尿病等的药品和器械设备具有较大的市场需求，医药器械企业应重点关注此类产品的研发与生产。

（5）医药电商企业：互联网医院的发展为医药电商带来了处方外流和处方药网售两大重要机遇。基于慢性病患者复诊开方与药品复购为主的互联网诊疗模式，将为医药电商创造庞大的市场空间。为此，医药电商企业应着力完善自身信息化系统，提升资源对接能力，积极与更多互联网医院处方流转平台建立连接，从而拓宽市场销售渠道，实现业务的快速发展。

（6）互联网医院系统企业：互联网医院实现了医疗服务的互联网化转型，而互联网医院系统企业为其提供了涵盖疾病科普、咨询挂号、疾病问诊、在线开方、康复护理等全流程的支撑系统。这些企业需要持续提升系统研发设计和运营维护能力，为互联网医院搭建高效、安全的信息化平台。

（7）国家医疗保障局：2018年5月31日，国家医疗保障局正式挂牌成立，有效解决了此前医保领域管理分散、职责不清的局面。随着互联网医疗逐步被纳入医疗保障体系，医疗保障局需强化对互联网医院医疗服务费用的监管工作。基于疾病诊断相关分组（diagnosis related groups，DRGs）的改革，科学制定各类医疗服务的医保支付标准，在确保医疗服务质量不降低的前提下，合理控制医疗费用支出。同时，医疗保障局还应优化互联网医院医保支付流程，提高患者报销的便捷性。

（8）商业保险企业：商业保险作为基本医疗保险的重要补充。与基本医疗保险相比，商业保险覆盖的疾病种类和保障费用额度更加灵活多样。商业保险企业应该紧密结合互联网医院的服务特点与需求，丰富慢性病管理类和健康管理服务类保险产品种类，针对不同人群制定不同的保险价格策略，从而提升市场销售规模。

（9）互联网医疗平台企业：主要负责互联网医院的建设和运营工作。其发展路径基本上是与医疗资源丰富、条件成熟地区的医疗机构开展合作，通过自主开发和搭建信息化系统，在政策允许的科室和病种范围内，借助互联网医院为符合条件的用户提供互联网诊疗服务。目前，市场上已涌现出微医、好大夫在线、春雨医生、京东健康等一批具有代表性的互联网医疗平台企业。当前，互联网医院的发展已由模式创新阶段迈入诊疗服务创新阶段。在此背景下，互联网医疗平台企业在做好平台基础建设的同时，更应注重医疗服务内容的创新升级，逐步从疾病科普、问诊挂号等医疗非核心服务，向在线门诊、远程会诊、远程诊断等医疗核心服务延伸，并进一步拓展健康管理、家医服务等医疗延伸服务领域，不断完善服务体系，切实提升服务质量与水平。

通过对互联网医院服务体系的解析可知，其服务内容正日益细化，服务对象范围也在不断拓展。在以往对互联网医疗模式的分析中，多从发起方背景、组织形式等角度探讨各类互联网医院的组成要素与商业模式。然而，随着互联网医院发展逐渐成熟，各类主体、组织形式对其形态的影响逐渐减弱，而开展互联网医院业务的核心目的，正成为决定不同互联网医院发展走向的关键因素。

二、中国互联网医院建设存在的问题

互联网医院建设是一项复杂且庞大的系统工程，其内涵远不止技术层面的问题。经过多年的探索与发展，我国互联网医院虽然已具备一定规模，但仍面临诸多挑战，具体问题如下。

（一）缺乏融合线上和线下的庞大系统

医疗行业与金融、保险等行业存在显著差异，难以像后者那样实现业务的高度线上化。至今，医疗行业仍存在众多必须依赖特定线下场景才能完成的就诊流程。例如，患者进行CT检查时，由于CT检查仪器通常仅配备于大型医院，患者需前往特定线下场所；又如常见的输液治疗，不仅需要专业护士操作，还依赖院内药房配置药物。正因如此，现阶段互联网医院无法实现完全线上化运营，而是更多地采用"线上＋线下"模式。然而，目前已有的医院系统尽管规模庞大，但线上和线下的融合程度仍有待提高。

此外，医疗机构信息集成平台也是互联网医院系统工程建设的关键环节。我国医疗机构信息化建设始于20世纪90年代，历经近30年发展，大型医疗机构已构建起包含数十个功能模块的医院信息系统（图3-10）。在信息化建设的不同阶段，关注点存在差异。建设初期主要聚焦于信息采集，而对信息共享与利用重视不足。随着子系统数量不断增加，系统间的关系逐渐演变为复杂的网状结构，且不同系统间存在大量信息重复。调查显示，超过70%的医院已实现医疗信息化，但能够实现院内信息数据互通的医院占比不足3%。在互联网医院与内网数据融合的需求下，实现院内信息整合迫在眉睫。否则，医疗机构内外网系统连接将愈发复杂，系统间网状结构加剧，内外网边界也将更加模糊。为此，可借助企业服务总线（enterprise service bus，ESB）、面向服务的架构（service-oriented architecture，SOA）、可扩展标记语言（extensible markup language，XML）等技术构建医疗机构信息集成平台，实现各子系统的互联互通，消除信息孤岛，促进医疗机构信息系统数据的充分共享。同时，基于信息集成平台打通内外网数据通道，从而满足互联网医院业务拓展的需求。

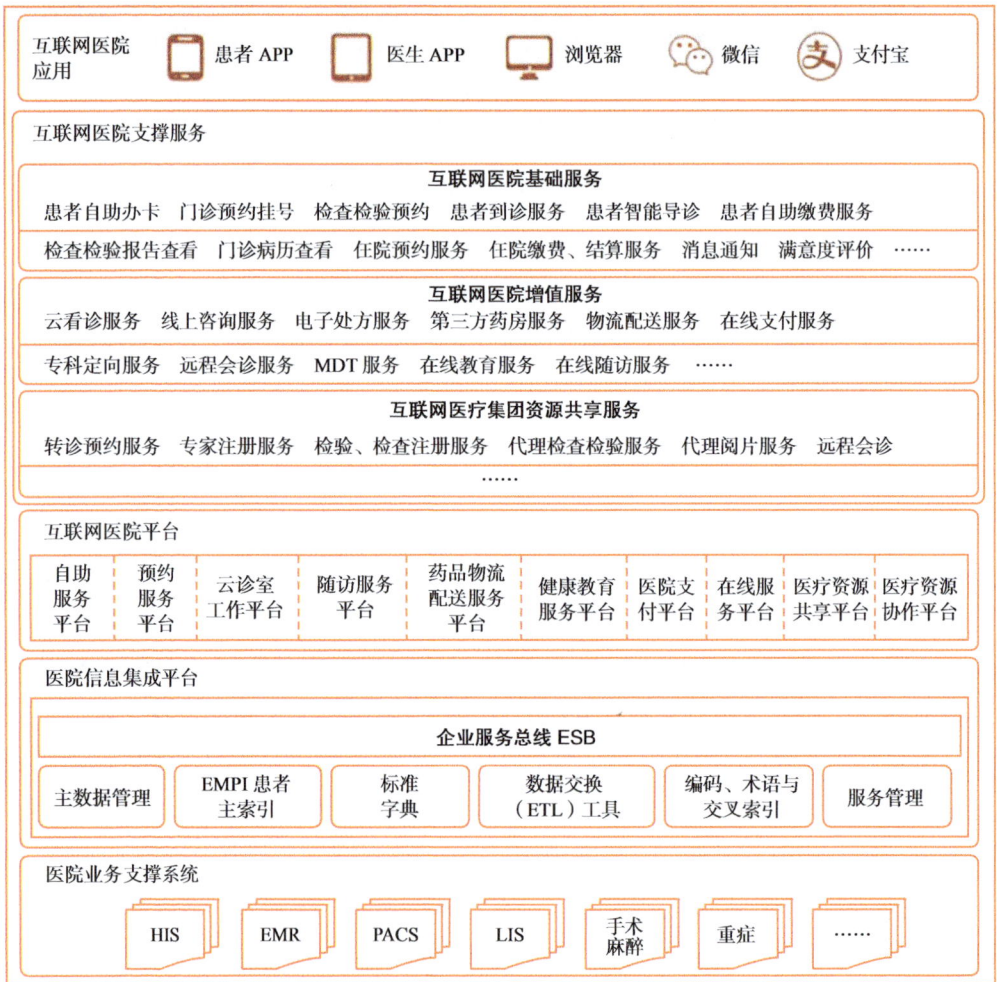

互联网医院应用	📱 患者 APP	📱 医生 APP	🖥 浏览器	💬 微信	支 支付宝

互联网医院支撑服务

互联网医院基础服务

患者自助办卡　门诊预约挂号　检查检验预约　患者到诊服务　患者智能导诊　患者自助缴费服务

检查检验报告查看　门诊病历查看　住院预约服务　住院缴费、结算服务　消息通知　满意度评价　……

互联网医院增值服务

云看诊服务　线上咨询服务　电子处方服务　第三方药房服务　物流配送服务　在线支付服务

专科定向服务　远程会诊服务　MDT 服务　在线教育服务　在线随访服务　……

互联网医疗集团资源共享服务

转诊预约服务　专家注册服务　检验、检查注册服务　代理检查检验服务　代理阅片服务　远程会诊

……

互联网医院平台

自助服务平台	预约服务平台	云诊室工作平台	随访服务平台	药品物流配送服务平台	健康教育服务平台	医院支付平台	在线服务平台	医疗资源共享平台	医疗资源协作平台

医院信息集成平台

企业服务总线 ESB

主数据管理	EMPI 患者主索引	标准字典	数据交换（ETL）工具	编码、术语与交叉索引	服务管理

医院业务支撑系统

HIS	EMR	PACS	LIS	手术麻醉	重症	……

图 3-10　互联网医院信息系统架构

（二）运营模式存在矛盾

互联网医院的服务提供方主要包括实体医疗机构和信息化公司，通常情况

下，互联网医院的高效运转需要双方协同合作。然而，这两类主体在组织体制和运营目标上存在本质差异。信息化公司采用公司制，以获取收入、创造利润、为股东谋取收益为经营目标；实体医疗机构，尤其是公立医院，属于国家公共机构，实行公共预算制。这种体制和经营目标的差异，使得双方对互联网医院的定位截然不同。信息化公司将互联网医院视为创造经济利益的载体，追求投入后的经济回报；实体医疗机构则把互联网医院当作提升公众就医便利性的工具，其投入属于预算支出范畴，并无硬性经济回报要求。同样，实体医疗机构内的医生更注重医疗体系内的职称晋升，而信息化公司经营者的主要工作动力源于绩效完成情况。当前，两种运营模式难以有效契合，导致互联网医院管理效率低下。因此，在互联网医院建设过程中，需要协调两种组织体制的经营目标和运行方式，充分调动双方资源，在保障医疗服务公益性的同时，为建设或运营方提供合理回报。此外，互联网医院的重要功能之一是推动各级医疗机构实现分级诊疗。从技术层面来看，达成这一目标需要实现医疗机构之间的数据互联互通。一般而言，三级医院信息技术能力较强，其HIS等医疗管理系统已运营多年。但基层卫生院等基层医疗机构，受机构规模和能力限制，信息化建设相对滞后。若要真正实现信息系统层面的贯通，需创新运营模式，突破传统条件的束缚，构建兼顾各方利益的新模式，从而切实提高互联网医院的运行效率。

（三）缺乏专业复合型人才

互联网医院的运营对跨学科知识有较高要求。在医疗层面，需要依托专业的医学、护理学、药学知识；在信息技术层面，则离不开通信科学、计算机科学、算法统计学等专业知识。这无疑对互联网医院建设所需的人才素质提出了更高要求。值得注意的是，互联网医院的建设和迭代是一项长期任务，其功能和内涵的完善，紧密依赖科学技术的进步及专业人才能力的成熟。从实现线上线下医疗服务的融合，到促进行业内不同体制组织机构的协作，再到推动学科技术产学研的结合，每一个环节都面临着不小的挑战。既精通医院管理又掌握互联网技术的专业性管理人才，更是匮乏。因此，如何培养专业复合型人才，以及如何完善人才培养制度，已成为目前中国互联网医院发展亟待解决的重大问题。当前，医疗人才培养理念和模式大多基于传统学科展开，如临床医学、护理学等。这些传统学科虽具备深厚的专业性，但也存在一定局限性。随着大数据、图像识别、智能诊断等先进技术在医疗领域的广泛应用，现有的人才储备已明显无法满足实际需求。高校和医疗机构在培养人才的过程中，往往侧重单一学科的教学，忽视了对学生跨学科能力的培养。例如，传统医学教育可能很少涉及计算机编程和数据分析等内容，而这些正是互联网医院运营所需的关键技能。这也从侧面反映了当下人才培养与实际需求存在脱节现象。

除了教育模式存在问题外，复合型人才本身稀缺的现状也不容忽视。这主要是由于复合型人才培养难度大、周期长且要求高。尽管当下人们已意识到复合型人才的稀缺性和重要性，但在政策和资源支持方面仍存在不足。以高校和医疗机构开展跨学科课程、联合培养项目为例，常常会在课程认证、学分转换、师资配备等环节遭遇政策障碍和资源限制。此外，企业参与人才培养的积极性也普遍不高，担心回报不足而不愿意承担培训成本，因此缺乏参与热情。针对这一情况，需要政府和高校出台更多保障措施，以激励企业的参与。

（四）政策引导仍需加强改进

我国研究人员对2014~2022年国家层面发布的134项互联网医疗政策进行了系统且多维度的文本分析和评价。结果显示，国内互联网医疗政策内容主要聚焦于用户交互、服务质量、技术创新、监管标准等领域，其核心目标在于推动互联网医疗发展，提升服务效率和质量。然而，这些政策虽契合我国互联网医疗发展的整体框架，但也暴露出不平衡性、互补性不强、政策设计不充分等一系列问题。具体而言，现行政策在导向层面存在侧重偏差，更多关注互联网医疗的服务供给侧和市场环境建设，对用户需求侧的重视程度相对不足。这种供需侧政策关注度的失衡，可能导致互联网医疗服务与用户实际需求脱节，在一定程度上限制了行业发展进程。

在医疗服务供给侧方面，我国现有政策对信息技术支持、公共服务和基础设施建设给予了较多关注，但在人才培养和资金资助等关键领域的政策力度明显不足。资金和人才是支撑互联网医疗服务体系建设的核心要素，其政策支持的缺失，将直接影响医疗服务的供给质量与效率，从而制约互联网医疗行业的健康发展。此外，在互联网医院发展环境构建方面，技术标准和法律监管类政策较多，而组织协调和宣传推广类政策则较为匮乏。总体而言，我国互联网医疗政策虽为行业发展奠定了基础，营造了利好环境，但政策在促进产业发展的效果、达成既定目标、发挥功能作用等方面，仍有较大提升空间。未来需进一步优化政策体系，加强政策引导的精准性和有效性，从而为互联网医疗的行业发展更好地保驾护航。

三、中国互联网医院发展前景

（一）宏观政策大力支持互联网医疗产业发展

国家对互联网医疗产业的政策支持由来已久且力度不断加大。早在2014年5月，国务院办公厅印发的《深化医药卫生体制改革2014年重点工作任务》就明确提出，加快推进医师多点执业，"简化程序"，在试点地区探索医师区域注册制，规定医师多点执业需经第一执业地点同意并向卫生行政部门备案，将"审批制"改为"备案制"。这一政策的放开，为医生借助互联网工具实现自身价值创造了有利条件。同月，《互联网食品药品经营监督管理办法》公开征集意见，其对网售处方药的标准、格式、有效期等作出规定，不仅为互联网企业进入医药市场提供了政策依据，还推动了"医药分开"药品流通体系建设，为处方药的网络销售提供了政策保障。2016年10月，中共中央、国务院印发了《"健康中国2030"规划纲要》（以下简称《纲要》）。作为我国首个国家层面的健康领域中长期战略规划，《纲要》是贯彻落实党的十八届五中全会精神、保障人民健康的重大举措。《纲要》明确提出规范和推动"互联网＋健康医疗"服务，创新服务模式，为互联网医疗发展指明方向。2018年，国家发布多项"互联网＋医疗健康"重量级文件：4月发布《关于促进"互联网＋医疗健康"发展的意见》；7月发布《关于深入开展"互联网＋医疗健康"便民惠民活动的通知》；10月同步发布《互联网诊疗管理办法（试行）》《互联网医院管理办法（试行）》《远程医疗服务管理规范（试行）》，清晰界定了互联网医院及诊疗活动的基本范畴。在各地互联网医院试点推进与国家政策扶持下，互联网医院逐渐成为落实"健康中国2030"规划的重要途径。

新冠疫情暴发后，互联网医院行业迎来重大发展契机，政策支持力度进一步加强。2020年2月，国家卫生健康委员会接连发布《关于加强信息化支撑新型冠状病毒感染的肺炎疫情防控工作的通知》《关于在疫情防控中做好互联网诊疗咨询服务工作的通知》，鼓励应急状态下开展互联网诊疗活动。2月25日，中共中央、国务院《关于深化医疗保障制度改革的意见》发布，支持"互联网＋医疗"等新服务模式发展。同月，国家医疗保障局、国家卫生健康委员会联合印发《关于推进新冠肺炎疫情防控期间开展"互联网＋"医保服务的指导意见》，明确常见病、慢性病患者在互联网医疗机构复诊可依规进行医保报销。医保政策的逐步完善为互联网医疗的普及提供了重要保障。国家医疗保障局逐步将符合条件的互联网诊疗服务纳入医保支付范围，建立费用分担机制，既方便群众就医，又促进优质医

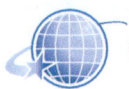

疗资源高效利用。同时，互联网诊疗收费政策也不断健全，通过加强管理，推动形成合理利益分配机制，为互联网医疗服务可持续发展提供有力支撑。在系列政策推动下，互联网医院行业各方积极响应，迎来发展新机遇。

（二）互联网技术及市场发展迅速，助力互联网医疗升级

移动互联网相关技术的成熟，为医疗的移动化发展提供了有力保障。在硬件层面，手机等智能终端的广泛普及，极大拓展了互联网医疗的用户覆盖范围。早在2014年6月，中国网民数量便达到6.32亿，新网民中手机使用率高达64.1%。在技术革新层面，传感器技术的突破意义深远。微机电系统（micro-electro-mechanical system，MEMS）传感器技术的成熟，使移动设备及可穿戴设备朝着超薄化、小体积、高性能、低能耗、低成本方向发展，有效降低了设备成本。与此同时，可穿戴智能医疗设备、云存储和大数据技术的深度融合，催生出"端+云"服务模式。这种服务模式下，患者的生理参数借助可穿戴设备实时传输至云端，再由医生进行分析处理，为慢性病患者提供长期管理服务。例如，心脏病患者通过智能手表监测心电图，一旦出现异常，系统可及时通知医生进行干预。互联网技术的发展，更让远程医疗实现跨越式发展。视频会议、远程监控等技术打破地理限制，使偏远地区和农村患者也能享受到优质医疗资源。例如，5G技术支持高清实时视频传输，为远程手术和会诊等复杂医疗场景提供了技术保障，极大地拓展了医疗服务的边界。

用户需求的增长也成为互联网医疗发展的重要驱动力。随着生活水平提升，民众健康意识不断增强，对高质量医疗服务需求日益旺盛。互联网医疗以其便捷性、高效性赢得了广大用户的青睐。据《中国互联网络发展状况统计报告》数据显示，截至2023年6月，中国互联网医疗用户规模已达3.64亿人，较2022年12月增长162万人，占网民整体的33.8%。其中，年轻人和慢性病患者是互联网医疗的主要用户群体：年轻人熟悉互联网操作，更倾向于选择便捷的在线医疗服务；互联网医疗为慢性病患者提供了连续、稳定的管理方案，帮助他们更好地控制病情。在这种增长需求的牵引下，互联网医疗市场规模持续扩张。2014年中国移动医疗市场规模达30.1亿元人民币，同比增长26.8%，此时移动医疗APP数量已超2000多款；2025年中国移动医疗市场规模预计在800亿～1200亿元。资本市场也敏锐捕捉到行业潜力，自2014年起，移动医疗领域融资事件频发，投资规模屡创新高。例如，腾讯基金曾连续两个月在该领域投资约12亿元；2015年4月，华康移动医疗完成2亿元人民币B轮融资，成为2015年以来国内移动医疗健康领域最大的单笔融资。在技术创新、需求增长与市场扩容的多重作用下，互联网医院的商业模

式日趋成熟，从最初的在线问诊逐步扩展到健康咨询、疾病预防、康复护理等多个领域。通过提供全方位、全周期的医疗服务，不断提升用户健康管理水平。

（三）中国互联网＋医疗的未来发展构想

随着5G技术、6G技术、量子技术及新型智能穿戴设备的逐步发展，远程医疗、智慧医疗和个人健康管理模式正朝着智能化、动态化方向发展。预计未来10年，互联网医疗将实现重大突破。

1. 新型技术设备

随着5G、人工智能、大数据、物联网等新技术的蓬勃发展，互联网医院迎来前所未有的变革机遇。5G网络凭借低延迟、高带宽的特性，将重塑远程医疗服务形态。在远程诊断领域，高清医疗影像传输难题得以解决。以远程超声检查为例，医生能够远程操控超声设备，为异地患者进行检查，如同亲临现场操作。在远程会诊方面，5G网络有效克服了传统网络卡顿、延迟等问题，实现不同地区医疗专家间的实时高清视频交流。例如，偏远山区的患者无须长途奔波，基层医生通过互联网医院平台，借助5G网络即可快速连线北京、上海等地的专家。专家可以即时调取患者的电子病历、检查报告等资料，给出准确的诊断和治疗方案。大数据技术则为诊疗决策提供了强大支持。通过整合患者病史、症状、生活习惯等多维度数据，结合海量病例信息分析，大数据可在医生制定诊疗方案时，提供智能辅助决策功能，助力基层医生提升诊断准确性与治疗方案合理性。

在未来，通信与诊疗技术的持续创新，将推动新型可穿戴健康监管设备加速发展。而各家医院之间的信息共享也被全方位打通，万物互联的技术装备和诊疗场景将对互联网医院的发展起到极大的作用。借助物联网技术，患者家中的智能医疗设备，如可穿戴式血压计、血糖仪等可以将患者的健康数据自动上传至互联网医院平台。医生可以根据这些数据及时调整患者的治疗方案，极大提升慢性病患者管理的精准度。

2. 新型智能化健康管理

在未来，AI智能化健康管理、AI健康预警、线上家庭医生服务将成为互联网医院的重要组成部分。AI智能化在互联网医院的应用广泛，主要体现在智能诊断、智能治疗方案推荐、智能健康管理等方面。在智能诊断领域，机器学习算法通过对大量的病例数据深度学习，能够对新病例进行初步诊断，并为医生提供辅助参考。随着数据不断积累与更新，智能诊断系统将具备处理复杂病例的能力。例如，通过整合全球罕见病病例数据，可提高对罕见病的识别能力。同时，智能诊断系统将与医生的专业判断深度融合，当医生面对疑难病症时，系统可快速提供多种诊断方向和依据，助力医生做出更准确的判断。

AI智能治疗方案推荐功能，会综合考量患者病情、身体状况、经济情况等多方面因素，为患者量身定制最合适的治疗方案。智能健康管理则通过长期监测和分析患者健康数据，实现对慢性病和亚健康人群的精准管理。例如，系统对用户的睡眠、运动、饮食等数据进行分析后，若判断其处于亚健康状态，互联网医院将及时推送个性化健康改善方案，包括饮食建议、运动计划等。在就医流程优化方面，个人健康信息将与线上家庭医生实现实时、无缝对接，使健康管理更加数据化、动态化、可视化和智慧化。经用户授权，系统还能自动完成预约就诊、实时在线问诊、药物配送等服务，为患者带来更便捷、高效的医疗体验。

3. 新型诊疗模式

在未来，智能穿戴设备与新型通信技术的深度融合，将彻底打破信息壁垒，实现医院和个人医疗信息的实时共享，从而真正开启互联网医院首诊模式。同时，医院之间的分诊模式也将迎来革命性变革。智慧导医系统将取代传统的自主选院方式，根据患者的疾病类型、周围的医疗条件及距离等因素，进行智能匹配与精准分诊，实现患者与医院之间的高效信息互通，大幅缩短患者的就医等待时间。此外，医院将依据医疗服务能力与场景进行等级划分，构建起层级分明的医疗体系。上级医院对下级医院进行业务指导与监督，实时跟踪患者病情变化，准确判断患者转院需求，保障诊疗过程的有序性、规范性和智能化。

此外，新型诊疗模式还将打破传统医疗的时空限制，融合线上线下医疗资源，更加注重患者的就医体验和参与度。首先，探索线上首诊、线下复诊的新型就医流程。针对轻症患者，医生可通过患者在线提交的症状描述、图片、视频等资料进行初步诊断，开具检查单或处方。若需进一步检查或治疗，患者再前往线下医院。例如，感冒、轻度皮肤过敏等常见病患者，可优先选择互联网医院线上首诊，节省时间和精力。线下复诊时，医生可以直接调取线上首诊信息，全面掌握患者病情发展情况。其次，实现多学科联合诊疗（multi-disciplinary treatment，MDT）在互联网医院平台上的创新应用。对于复杂疾病，互联网医院可以便捷地组织跨地区、跨科室的专家开展联合诊疗。以肿瘤患者为例，通过互联网医院平台，可迅速组织肿瘤内科、外科、放疗科、影像科等多学科专家，借助视频会议等形式实时交流讨论，共同制定治疗方案，显著提高诊疗效率和质量。在新型诊疗模式下，患者将从被动接受治疗转变为主动参与医疗过程。互联网医院将搭建丰富的医疗知识普及平台，如开设线上健康讲座、疾病科普专栏等。患者通过学习相关知识，能更深入地了解自身病情，从而在与医生沟通时，更清晰地表达想法、提出疑问，实现医患之间的高效互动与协作。

4. 新型医疗场景

远程监测、远程会诊、远程手术、远程监护、远程查房、云物流药品派送、智慧化医院管理等新型医疗场景，将使医疗过程变得更加简单、高效。在未来，医院的智能化还将全方位覆盖各个环节，从实时的生命体征数据传输、影像结果诊断、生化血液分析，到电子病历的高速流转，都将实现智能化处理。患者的疑难杂症可以随时得到专家的诊疗，这不仅极大提升了患者就医的便捷性和舒适度，也显著提高了医院的整体运行效率。尽管目前远程手术面临诸多技术和伦理挑战，但随着技术发展，未来有望实现突破。5G网络凭借低延迟、高带宽的特征，将为远程手术机器人的精准操作提供坚实保障。届时，顶尖外科医生可通过远程手术系统，为偏远地区的患者实施高难度手术。同时，术前模拟训练系统也将不断升级完善。例如，通过构建高度逼真的虚拟手术环境，医生能够针对不同病例进行反复演练，从而有效提高手术的成功率。未来的远程监护将突破传统模式，朝着智能化、个性化方向发展。以术后患者为例，智能监护系统能够根据患者的手术类型、身体基础状况等因素，自动调整监护参数。一旦监测到数据异常，系统能够及时通知医护人员，并基于大数据分析提供可能的处理建议。此外，借助大数据挖掘和分析技术，系统还能够对患者的康复进程进行科学预测，提前制定并实施针对性的干预措施。在远程查房领域，虚拟现实（virtual reality，VR）和增强现实（augmented reality，AR）技术将发挥重要作用。通过VR设备，医生仿佛亲临患者病房，可以仔细查看患者的状态，与患者进行面对面的交流。AR技术则可以将患者的病历信息、检查结果等以可视化的形式叠加在患者身上，方便医生快速获取信息并做出准确的诊断。在医院管理方面，大数据和人工智能技术的深度应用将推动管理模式向科学化、精细化转型。从人员排班到医疗资源分配，都可以根据实时数据进行动态优化。例如，通过分析历史患者流量数据，预测不同时间段的患者数量，合理安排门诊医生出诊；根据病房使用率和患者康复情况，动态调整病床数量。同时，医疗质量管理也将更加精细化，通过对医疗过程全流程的数据监控，及时发现潜在风险和差错，采取有效措施加以纠正，确保医疗服务质量持续提升。

5. 新型人才培养

在互联网医院对复合型人才需求激增的背景下，加强互联网医疗领域的人才培养至关重要。未来应着重培养能够有效整合互联网技术和医疗领域知识的高技能人才。在构建跨学科教育体系时，医学院校和信息技术院校应深化合作。一方面，可以开设联合专业或双学位课程，如"医学信息工程"专业，课程设置包括医学基础课程、信息技术核心课程以及管理、法律等相关课程。另一方面，互联网医院企业可以为高校学生提供实习机会，让学生在实践中接触真实业务。同时，高校也可以根据企业需求灵活调整教学内容。针对现有医疗人员，开设信息技术培训课程，内容包括电子病历系统使用、远程医疗设备操作等。对于信息技术人员，则开展医学基础知识培训。行业协会和政府部门可以组织相关继续教育项目，定期更新复合型人才的知识体系，使其适应互联网医院的快速发展。

复合型新型人才的引入，有助于提升互联网医疗服务质量。例如，他们能够运用医疗知识及信息技术优化在线问诊流程，参与开发智能问诊系统。通过算法对患者症状进行精准分类，引导患者提供有效信息，从而提高医生诊断的效率和准确性。此外，他们还可以将管理知识与医疗和信息技术相结合，协助构建高效的互联网医院运营管理体系。随着互联网医院的发展，数据隐私、医疗责任界定等法律和伦理问题将日益凸显。具备法律知识的复合型人才可以深入研究相关法律法规，保障互联网医院在合法合规的轨道上运营。

6. 新型政策支撑

在未来，需针对政策本身构建评价框架，全面评估并推进政策的整体性质、效力、目标和功能，以此保证政策的完整性、科学性和可行性。只有不断完善互联网医疗领域的政策，才能为其可持续发展奠定坚实基础。当前，政策制定多从宏观角度出发，部分条文概括性过强，缺乏具体指导原则，导致政策执行效果不佳。因此，今后制定政策时，应进一步细化指导原则，提升政策的可理解性和业务可行性。

在政策朝向方面，首先应持续加大对互联网医疗服务体系建设的财政投入，鼓励和支持各级医疗机构借助信息技术，尤其是互联网开展医疗服务，提升服务质量和能力。鉴于单纯依靠公共财政难以持续，未来应将吸纳社会力量作为推动互联网医疗发展的主要途径。通过吸引智能医疗、在线医疗服务等与互联网医院业务相关的社会力量参与经济投入，既能缓解财政压力，又能引入更丰富的技术和人力资源。此外，政策还应广泛鼓励多元渠道加强互联网医疗知识的传播，提升其普及率，并建立健全监督和评估机制。同时，要具备国际视野，制定促进国际互联网医疗领域知识交流与合作的政策，推动资源整合和共享，充分利用全球医疗和技术力量，联合国内各方资源，共同推动互联网医疗事业的发展。

第四章

中国互联网医院建设指导思想与战略目标

一、中国互联网医院建设指导思想

为深入贯彻党的二十大精神，落实《国务院办公厅关于促进"互联网+医疗健康"发展的意见》要求，推动"健康中国行动"的核心任务，主动适应数字技术和信息网络迅猛发展的时代潮流，持续推动健康中国战略实施，积极探索增进人民群众健康福祉的有效路径。针对当前互联网医疗建设的瓶颈问题，进一步规范互联网诊疗行为，充分发挥远程医疗优势，促进互联网医疗服务健康发展。通过深化互联网技术与医疗健康事业融合，完善全民健康信息服务体系，系统应对健康影响因素，构建全方位、全周期健康保障体系。为推进健康中国建设，到2030年我国人均预期寿命实现较大提升，基本实现健康公平，居民主要健康指标水平进入高收入国家行列的目标，奠定坚实的基础。

制定互联网医院总体发展战略是运用互联网思维推动卫生健康事业高质量发展的重要支撑。通过信息化手段推进互联网与医疗融合发展，盘活存量，优化增量，提高服务效率，改善服务流程，拓展服务空间，精准对接老百姓健康需求，进而着力解决人民群众在看病就医过程中的"操心事、烦心事"。

1. 以患者为中心

互联网医院秉持"以患者为中心"的理念，通过数字化技术优化医疗服务流程，提升医疗资源的可及性和服务质量，有效降低患者就医的时间和经济成本。这一理念贯穿于在线问诊、远程诊疗、电子病历管理等核心服务，致力于为患者提供更加便捷、高效的医疗服务。

2. 优化资源配置

互联网医院通过整合分散的医疗资源，打破时间和空间的限制，提高医疗服务的覆盖范围和可及性。患者借助手机或电脑即可实现跨地域、跨时段的在线咨

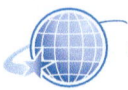

询；医生也可以利用碎片化时间开展线上诊疗，在提升医疗服务效率的同时，增加收入，提升职业获得感。

3. 推动医疗创新

互联网医院的发展为技术和模式创新提供了基础。例如，利用人工智能技术实现常见病的初步筛选和诊断，疑难杂症则由专业医师精准处理，构建起诊前、诊中、诊后全流程贯通的服务体系。此外，结合 AI 算法和可穿戴设备，互联网医院正逐步转型为个性化健康管理工具，为居民提供全面的健康管理服务。

4. 多方合作

互联网医院的持续发展依赖多方合作。通过医院间信息互通、第三方平台协作及药房联动，实现医疗数据共享和资源优化配置，提升整体医疗服务水平。

5. 政策支持

近年来，国家层面出台了一系列政策措施支持"互联网＋医疗健康"的发展，以"鼓励创新、包容审慎"为导向，明确监管边界和安全标准。这些政策为互联网医院的规范化、可持续发展提供了坚实保障。

二、中国互联网医院建设原则

根据《中华人民共和国基本医疗卫生与健康促进法》规定，互联网医院建设应坚持以人民为中心、服务人民健康的公益性原则，秉持以政府主导、公立医院为主体、社会办医营利性机构为补充的发展原则，实施分类管理与建设。公立医疗机构可以将互联网医院作为第二名称；具有技术实力的医疗机构，既可以自行建设互联网医院平台，也可以通过协议契约方式与第三方机构联合建设互联网云平台。营利性医疗机构则可联合社会资本、互联网企业等社会资源，独立设置互联网医院。互联网医院所依托的实体医疗机构，其符合基本医疗范畴的服务项目可纳入国家基本医疗保障政策，实现诊察费和药品费的报销。同时，国家政策还鼓励商业健康保险支持"互联网＋医疗"发展。

互联网医院作为新兴医疗服务平台，借助远程医疗、在线诊疗、智能化管理等手段，打破时间与空间限制，让患者随时随地享受便捷、高效的医疗服务。其建设不仅是解决基层医疗短板和医疗资源不均衡问题的有效途径，更是提升医疗服务质量、提高医疗效率、降低医疗成本、推动健康中国战略实施的重要举措。

在建设过程中，需遵循一系列原则，以保障其健康、有序、可持续发展。具体关键建设原则如下。

1. 以患者为中心的服务原则

患者是医疗服务的核心主体，互联网医院建设需从患者需求出发，提供个性化、便捷的医疗服务。患者可通过互联网医院享受预约挂号、远程诊疗、药品配送、健康管理等服务。这些服务应具备高效、及时的特点，切实缩短就医等待时间，降低就医成本。此外，互联网医院必须严格保护患者的隐私，尤其在数据采集、存储和传输过程中，必须严格遵循相关法律法规，确保患者个人信息安全。

2. 技术驱动与医疗结合的原则

互联网医院的核心在于互联网技术的应用，但医疗服务的本质是提供高质量诊疗，技术不能脱离医疗实际。因此，互联网医院建设应坚持技术与医疗服务深度融合。一方面，医院可借助人工智能、大数据、云计算、5G通信等现代信息技术，推动医疗数据共享和智能化诊疗；另一方面，必须重视医疗质量，保障医生专业水平，确保诊疗的准确性和安全性。

3. 可持续发展原则

互联网医院的可持续发展，需兼顾当下医疗需求与长远规划。其运营既依赖技术平台的建设和创新，也需要注重管理模式的创新，以此保障服务质量和医疗安全，避免过度依赖技术，维持医疗服务的持续性和稳定性。此外，互联网医院的长远发展还需政策、法律、资金等多方面的支持和配套措施协同推进。

4. 合规性与监管原则

互联网医院作为医疗服务的一部分，其运营和管理必须符合国家相关法律法规，接受监管部门的监管。互联网医院的运营需符合《医疗机构管理条例（2022年修订）》《互联网诊疗管理办法（试行）》《互联网医院管理办法（试行）》等规定，并落实《中华人民共和国数据安全法》《中华人民共和国个人信息保护法》中的隐私保护要求，确保患者的医疗信息不被泄露或滥用。与此同时，还需要构建完善的质量控制体系，定期进行服务质量和医疗安全检查，以防范潜在风险。

5. 医疗资源共享原则

互联网医院的建设目标之一是优化医疗资源配置，提升基层医疗资源使用效率。为此，需推动医疗资源共享，构建跨地区、跨医院、跨学科的合作机制。例如，通过互联网医院平台，患者可以与全国专家进行远程会诊，尤其是一些医疗资源相对匮乏的偏远地区，也能借此获取优质医疗服务。这种资源共享模式不仅提升了医疗服务的公平性，还有效降低了患者的就医成本。

6. 数据驱动和智能化管理原则

实现数据驱动和智能化管理，是互联网医院提升服务效能的关键路径。医院可充分利用大数据、人工智能等技术，通过积累和分析数据，精准把握患者的就诊需求、健康状况及疾病发展趋势，提升诊疗的精准度。同时，智能化管理有助于优化医院运营流程，降低管理成本。由此可见，数据驱动和智能化管理是提升互联网医院服务质量和医疗效果的核心路径。

7. 多学科协作原则

互联网医院的建设并非单一领域的技术或专业所能支撑，而是需要多学科深度协作。医生、信息技术人员、数据分析师、法律专家等多个领域的人员，需要通力合作，确保互联网医院能够提供高效、全面的医疗服务。例如，在远程会诊中，医生和信息技术人员需要紧密配合，保障诊疗流程顺畅；在合规性管理方面，则离不开法律专家的专业支持。

三、中国互联网医院建设目标

（一）总体目标

互联网医院的总体目标可概括为"三个方便""两个提高""一个降低"，旨在更好贯彻落实"互联网+医疗健康"发展的国家战略，推进互联网医院建设。通过对未来一段时期内互联网医院总体发展战略进行整体研究，指明互联网等现代信息技术手段在医院建设方面的应用发展方向，运用信息化手段解决人民群众看病的"难点""堵点"问题，有效缓解医疗资源分布不合理的供应侧结构性矛盾，提升医院医疗技术和管理水平，提高卫生治理能力和监管水平。具体内容如下。

1. 方便患者、方便医务工作者、方便管理

互联网医院的首要目标是为患者提供便捷高效的医疗服务。通过在线咨询、

远程会诊等形式，减少患者到医院就诊的次数和时间成本，缩短就医过程中的等待时间，从而提升患者的就医体验。患者可以随时随地通过互联网平台向医生咨询，获取专业的诊疗建议。同时，互联网医院借助线上预约、分诊、配药等功能，优化就医流程，提升医疗服务效率。对患者而言，互联网医院最大的优势在于其便利性。目前，互联网医院提供的网上预约挂号和在线问诊服务，大大优化了患者看诊流程，节约患者时间。未来，更加智慧化的互联网医院将进一步减少患者等待时间，改变就诊习惯，提高患者诊疗效果，真正实现便捷就医。对医生而言，一方面，医生可以利用碎片化时间提供在线问诊咨询服务并获取相应报酬；另一方面，能够借助互联网提升个人影响力。这些对医生主动提升咨询服务质量具有正向激励作用。此外，长期信任型医患关系，有助于医生便捷地开展诊后随访，加强医患交流，进而降低医患矛盾发生的概率。对医院而言，通过互联网医院的分诊和信息共享，既能减轻大型医院的门诊压力，又能有效降低医患矛盾，实现管理的公开透明。

2. 提高医疗质量、提高医疗效率

互联网医院以提高医疗质量与效率为目标，借助互联网技术实现医疗资源的共享与合理分配。在传统医疗体系中，医疗资源过度集中于大城市的重点医院，偏远地区医疗资源匮乏问题突出。而互联网医院的建设可以打破地域限制，实现各类医疗资源的在线对接，确保不同地区患者均能享受到优质医疗服务。从医疗质量层面来看，在大数据的支持下，智能医疗正逐步成为现实。在医疗效率方面，"互联网+医疗"模式显著优化了就医流程，患者在网上进行预约、就诊、缴费、筛查等操作的可及性大幅提高。同时，"互联网+医疗"逐渐改变着人们的就医行为，医疗新技术持续为行业赋能，简化了烦琐的看病、筛查等流程。众多医疗机构积极顺应行业发展趋势，与第三方科技、互联网平台开展合作，利用新技术打造更便捷的医疗服务工具，拓展医疗服务的空间与内容，提升医疗服务效率，让患者少跑腿、就医更便利，推动优质医疗资源的广泛共享。为医疗机构的良性发展注入新动力。

3. 降低医疗成本

互联网医院的崛起为医疗行业带来了深远变革，在降低医疗成本方面展现出巨大潜力。随着5G、云计算、大数据等信息技术的广泛应用，互联网医院为患者提供了更加便捷、高效且低成本的医疗服务。通过远程诊疗、在线咨询、电子处方等服务形式，互联网医院能够打破传统医疗模式的时间和空间限制，优化医疗资源配置，有效控制医疗服务费用。例如，远程医疗能够降低小病、慢性病的医疗服务成本，因为这类病症的治疗往往占用大量专业医疗资源，影响医保效率，而远程医疗可以引导患者到基层就诊，减少住院治疗，从而规避昂贵的住院医护费用；第三方诊断也有助于减少重复和过度检查。互联网医院从多维度实现医疗成本的降低，具体体现在以下方面。

（1）节省场地和设备投资：与传统医院不同，互联网医院无须投入大量资金用于医疗设备购置和基础设施建设。尽管其运营需要技术平台和服务器支持，但相较于传统医院高昂的设施投资，互联网医院初期投入较少，且能够高效利用现有的设备和资源。

（2）降低人员成本：互联网医院的运营模式可以大幅减少对线下医护人员的需求。医生借助远程诊疗可以为更多的患者提供服务，减少面对面就诊所耗费的时间和精力。同时，依托数据分析和智能助手等技术，医生诊疗效率得以提高，进而有效降低人力成本。

（3）减少运营与管理成本：互联网医院借助信息化手段实现管理的自动化与智能化，减少人工干预，提升管理效率。例如，通过云平台可以实时查看患者健康记录，自动安排诊疗和药品配送，显著降低传统医院在人力资源管理和后勤服务方面的支出。

（4）减少患者的交通和时间成本：患者通过互联网医院，可以随时随地进行在线问诊、预约和诊疗，避免了往返实体医院的交通和时间消耗。尤其是对于慢性病患者和老年人群体，互联网医院提供的便捷医疗服务，大幅减少了他们在交通和就诊过程中的各项支出。

（二）具体目标

1. 完善"互联网＋医疗"的诊疗流程

互联网医院业务覆盖面广，各环节关系错综复杂。为构建标准规范、同质化的服务体系，需要逐步梳理各项业务的诊疗流程，具体如下。

（1）建立线上预约与挂号系统：搭建一套高效便捷的线上预约与挂号系统是互联网医院的基础。患者可以通过官方网站、移动应用程序等渠道，随时查看医生的排班信息并进行预约。这一系统的应用，不仅解决了传统医院排队挂号的难题，还为患者提供了灵活的就诊时间选择。优化后的就诊流程显著缩短了患者的等待时间，同时也有效提升了医生的工作效率。

（2）推行分级诊疗，优化患者就医路径：互联网医院应充分发挥分级诊疗的优势，合理引导患者就医。针对常见病、多发病，患者可以通过线上问诊获取初步诊断，并根据医生的建议进行自我管理或凭线上开具的处方接受治疗；而对于疑难杂症或需要进一步检查的患者，医生可以根据病情进行转诊，指导其前往线下医院进行进一步的检查和治疗。通过分级诊疗模式，患者能够在最合适的医疗层级获得服务，避免了不必要的医疗资源浪费。

（3）完善远程诊疗与会诊机制：在互联网医院的诊疗体系中，远程诊疗和会诊机制的完善至关重要。医生可以通过视频、语音、图像等多种方式与患者远程沟通，完成病史询问、体征评估等操作；对于复杂的病例，还可以依托互联网医院平台开展远程会诊，与其他科室的专家共同探讨，从而制定最优治疗方案。远程诊疗和会诊模式既节省了患者的时间与精力，又能避免患者因交通不便而无法及时获取专家的治疗意见。

（4）实现电子处方与药品配送一体化：电子处方的广泛应用进一步提高了诊疗流程的便捷性和效率。互联网医院的医生通过线上问诊、远程会诊等方式开具电子处方后，患者可以直接在平台上完成药品选购与支付。平台与药品配送服务商合作，实现药品送货上门，让患者告别到药店排队取药的困扰，全方位提升就医体验。

（5）完善数据管理与智能辅助诊疗系统：互联网医院通过建立完善的患者信息管理系统，实现医疗数据的统一存储和共享。患者的病历、诊疗记录、检查结果等信息均纳入电子病历系统进行数字化管理，有效避免了纸质病历遗失或错乱的问题。此外，借助人工智能与大数据分析等技术，开发智能辅助诊疗系统，为医生提供诊断参考，提高诊断准确性，降低误诊风险。

（6）加强患者健康管理与随访服务：互联网医院的功能不仅局限于疾病治疗，更应借助线上平台为患者提供全周期的健康管理服务。通过智能硬件设备和APP，实时监测与分析患者的健康数据，并制定个性化的健康管理方案。对于慢性病患者，通过远程随访与监测，实时掌握其健康状况，动态调整治疗方案，有效降低疾病复发率和并发症发生率。

2. 完善互联网医院的系统平台

互联网医院的系统平台需要按照业务流程和管理需求建立信息化系统，将流程管理、资源管理、质量管理、患者风险防控、数据保护、信息安全等系列措施融入软件系统。主要包括以下几个方面。

（1）完善技术架构和平台基础设施：互联网医院的系统平台首先要保证技术稳定性。技术架构是互联网医院系统平台的核心，直接决定了平台的稳定性和服务质量。因此，在系统平台的建设过程中，应注重技术架构的合理设计，确保平台的高可用性和稳定性。具体而言，平台应采用分布式架构设计，以避免单点故障导致系统崩溃；同时，借助负载均衡和容灾备份机制，保证平台在高并发情况下仍能正常运行。

为满足业务需求，互联网医院还需大力提升数据处理能力。互联网医院日常运营会产生大量医疗数据，包括患者的就诊记录、检验报告、影像资料等。这些数据的处理和存储，需要强大的计算能力和高效的数据库管理系统支持。为此，互联网医院平台应引入先进的大数据处理技术，采用分布式数据库系统，实现数据的高效存储和快速访问。同时，通过数据压缩和智能数据清洗等技术，进一步提升数据存储的效率，降低运营成本。

随着智能手机的普及，越来越多患者倾向于通过移动端平台获取医疗服务。为提升用户体验，互联网医院平台需要针对移动端用户优化界面设计，确保操作流畅。同时，平台应支持手机、平板电脑、个人计算机等多终端同步，让患者在不同设备上都能无缝衔接、顺利操作。

（2）提高信息安全和隐私保护：在信息安全与隐私保护方面，强化用户身份认证机制是关键。患者身份认证是互联网医院平台信息安全的关键。为防范冒名顶替和身份盗用，平台应引入生物识别、短信验证码、动态密码等多重认证机制，确保患者身份的真实可靠。此外，还可以结合区块链技术进行身份认证，进一步提高身份认证的安全性和不可篡改性。

数据加密技术的应用对于保护患者敏感信息至关重要。患者的个人健康信息属于高度敏感数据，必须通过加密技术来保护。互联网医院平台应采用强加密算法，对患者的健康数据进行加密存储和传输。在数据传输过程中，应采用安全套接层/传输层安全（secure sockets layer/transport layer security，SSL/TLS）加密协议，防止数据被窃取或篡改。加密技术的应用不仅可以保护患者隐私，还能抵御信息泄露和黑客攻击风险。

严格的权限管理是保障平台信息安全的重要举措。在互联网医院平台中，医生、护士、管理员、患者等不同角色用户拥有不同访问权限。平台需根据用户角色，设计精细化的权限管理机制，确保各层级人员只能访问与其职能相关的信息。例如，医生只能查看患者的病历和诊疗记录，而患者只能查看自己的健康信息，以此确保信息访问的规范性，降低数据泄露风险。

（3）提升互联网医院平台服务质量：借助人工智能辅助诊疗是提升平台服务质量的重要途径。AI技术在医疗领域的应用日益广泛，尤其在辅助诊疗方面潜力巨大。互联网医院平台可以深度融合AI技术，开展智能诊断、个性化治疗方案推荐等前沿服务。例如，利用AI算法对患者的症状、检验数据等进行分析，辅助医生做出更准确的诊断。此外，AI还可以根据患者的病历数据，自动生成诊疗报告或建议，提升医生的工作效率。

远程医疗功能的完善对互联网医院服务质量提升意义重大。远程医疗作为互联网医院的核心功能之一，能够为偏远地区的患者提供医疗服务。为了进一步优化远程医疗服务，平台应配备高清、稳定的视频诊疗系统，保障医患之间的顺畅交流；同时，大力支持远程会诊功能，允许多学科专家同时参与病例讨论，提升诊疗质量。此外，通过与智能医疗设备的对接，平台可实现远程生命体征监测、在线检验等功能，为患者提供全流程、一站式的远程医疗服务。

在线开药和处方管理的优化是增强平台服务便捷性与安全性的关键。互联网医院的在线开药功能，为患者构建了更加便捷高效的药品获取渠道。平台不仅要实现电子处方的在线开具，并与药品配送平台对接，让患者足不出户就能购药到家，还需要建立完善的药品追溯系统，对药品的来源、运输过程、有效期等环节进行严格管理。此外，平台还应提供药物使用指导，帮助患者正确使用药物，切实降低用药风险。

（4）提升患者和医生的用户体验：用户界面设计的优化是提升用户体验的基础。患者和医生作为互联网医院平台的核心使用者，平台的用户界面（user interface，UI）设计需遵循简洁、直观，易操作的原则。对于患者而言，在使用平台时，应能通过清晰的导航栏，迅速定位预约挂号、在线咨询、检查结果查询等常用服务；而对于医生而言，则要确保能够一键进入工作界面，快速调取患者病历、完成电子处方开具等操作。UI设计应根据用户的需求不断优化，提高平台的可用性和易用性。

智能客服功能的增强能有效改善患者使用体验。互联网医院平台可依托智能客服系统，借助自然语言处理（natural language processing，NLP）技术，高效解答患者关于预约流程、检查项目详情、药品使用规范等常见问题。当遇到复杂问题时，智能客服可以将患者转接到人工客服，提高服务的响应速度和质量。

增加多语言支持是互联网医院国际化发展的必然需求。随着互联网医院逐步迈向国际化，为满足不同国家和地区患者的就医需求，提升平台在医疗市场的全球竞争力，增加多语言支持势在必行。例如，平台可以提供中文、英文、日文等多种语言的界面，确保患者能够顺利完成医疗咨询和就诊。

3. 完善互联网医院的运营机制

在信息化与数字医疗蓬勃发展的当下，完善互联网医院的运营机制是医疗行业发展的关键方向。作为创新型医疗服务平台，互联网医院涉及技术支持、管理流程、人员配置、法律法规、患者体验等多个维度，由医疗机构、运营团队、患者、合作医院等各方共同参与。因此，构建合理的物价收费和分配机制，建立有效的员工激励机制，形成长效运营模式，是推动互联网医院可持续发展的核心所在。具体可从以下方面着手。

（1）加强人员管理与专业团队建设：在互联网医院的运营中，专业的医疗团队是提供优质服务的核心保障。尽管互联网医院依托线上平台开展服务，但医生的专业素质和服务能力仍是重中之重。互联网医院需要组建高水平的医生团队，并建立完善的培训和考核体系。定期围绕医学知识、技术操作、法律法规、伦理道德等内容开展系统培训，全面提升医生的综合素质。除医生群体外，护士、药师、心理咨询师等多元化医疗人员在互联网医院运营中同样发挥着重要作用。例如，护士可通过线上平台为患者提供用药指导、健康咨询等服务，有效分担医生的工作压力。积极邀请行业内的医学专家入驻平台，开展线上问诊服务，以提升医疗服务的专业性。同时，充分利用远程视频会议等技术手段开展远程会诊，促进知识共享。此外，应当加强多学科团队的建设，如心理医生、营养师等，通过团队协作提供更全面的医疗服务。互联网医院的运营不仅仅是医疗服务，平台的正常运转也依赖于强大的运营团队。运营人员需要具备医学、信息技术、客户服务等多个领域的知识，确保平台的高效稳定运行。

（2）创新互联网医院管理模式：互联网医院需立足互联网时代特征，突破传统医院层级管理模式，构建灵活高效、扁平化的新型管理机制，具体可从以下方面推进。

1）数据驱动决策：互联网医院可依托数据化管理提升决策科学性。医院管理者可以根据患者流量、医生工作负荷、治疗效果等数据指标进行分析，从而动态调整资源配置、优化服务流程，提高医院整体运营效率。

2）精细化运营：精细化管理是提升互联网医院运营质量的关键，尤其在患者体验与服务流程优化方面，需通过精准的用户画像分析，深入了解患者需求，进而制定个性化的服务方案，以此提升患者的满意度和忠诚度。

3）跨部门协同：鉴于互联网医院运营的复杂性，强化跨部门协同合作至关重要。在管理模式上，医院需要打破部门壁垒，推动信息共享与资源整合，确保整个医疗流程的流畅和高效。

（3）探索可持续发展的商业模式：互联网医院要实现可持续发展，除了基础医疗服务收入外，还需多维度探索盈利模式，同时注重品牌建设与口碑传播，具体可从以下方面着手。

1）拓展增值服务：提供健康管理、定制化健康咨询、虚拟诊疗等增值服务，创造额外收益。

2）深化企业合作：与企业合作开展健康管理、员工体检等业务，拓展市场空间。

3）加强品牌建设与提升患者黏性：互联网医院不仅要关注短期的盈利，还要着眼于品牌建设和患者的长期黏性。

4）推动口碑营销：通过优质的服务提升患者的满意度，推动患者进行口碑传播，吸引更多潜在患者。

4. 加强互联网医院的监管机制

互联网医院的核心功能是提供医疗服务，保障其医疗质量是监管的首要任务。若缺乏有效监管，可能导致一些互联网医院为降低成本、获取更多利润，放松对医生资质的审查，致使患者无法享受到高质量的医疗服务。加强监管，可以确保互联网医院提供的医疗服务符合法律法规和行业标准，切实保障患者的基本医疗需求。除了保障医疗质量，互联网医院的数据安全监管同样不容忽视。互联网医院涉及大量患者的个人健康信息，这些信息一旦泄露，不仅会损害患者隐私，还可能引发医疗诈骗等违法行为。加强对互联网医院在数据安全方面的监管，可以有效防止患者隐私泄露，降低潜在的风险，保护患者的合法权益。互联网医院作为新生事物，各级政府和医疗机构对其认知存在差异，在运营过程中需要有统一的管理规范。省级卫生健康委需要建立互联网医院监管平台，对互联网医院从准入到运营进行全面监管，实现诊前、诊中、诊后全流程管理。具体可从以下方面落实。

（1）完善法律法规体系：当前，我国关于互联网医院的法律法规相对滞后，难以全面适应互联网医院的多样化发展需求。因此，首先任务是加强立法，出台专门的法律法规，明确互联网医院的监管范围、监管主体及具体操作标准。例如，应该出台互联网医院管理条例或远程医疗服务规范等文件，对互联网医院的医疗服务行为、技术标准、数据保护要求等进行详细规范。通过完善的法律法规约束，确保互联网医院在合法合规的框架内运营。

（2）强化医生资质审核和管理：为了保证医疗服务质量，互联网医院必须严格审查和管理医务人员的资质。目前，部分互联网医院存在"挂名医生"现象，部分医生未必具备实际执业资格，这对患者的健康构成严重威胁。因此，强化医生资质审核至关重要。首先，应确保互联网医院的所有医务人员均持有合法有效的执业资格证书，并定期进行资质复审；其次，监管部门应加强对医生在线医疗记录、诊疗过程的抽查，确保其诊疗行为符合规范。此外，还应鼓励患者对医生进行评价，并将其评价纳入医生资质和服务质量的考核体系。

（3）强化医疗数据安全管理：互联网医院涉及大量的患者健康数据，其安全性直接关乎患者隐私保护和医疗服务质量。为强化监管，需明确互联网医院在医疗数据采集、存储、传输等全流程的安全要求，制定严格的数据保护标准。例如，可以通过加密技术对医疗数据进行保护，有效避免数据被窃取或篡改。同时，要求互联网医院必须明确告知患者数据收集目的，征得患者同意后再进行数据处理，充分保障患者的知情同意权。此外，应加强数据安全审计工作，定期检查互联网医院数据保护措施的执行情况，防止安全漏洞和隐患。

（4）推动行业自律和第三方认证：除了政府监管外，行业自律和第三方认证也是互联网医院合规运营的重要补充力量。互联网医疗行业协会可以充分发挥行业引领作用，制定行业标准和服务规范，并鼓励互联网医院积极遵守。同时，第三方认证机构可以对互联网医院进行定期评估，并向公众提供认证信息，帮助患者选择合规、优质的互联网医疗平台。此外，监管部门可以构建互联网医院信用体系，将服务质量、患者评价、违规记录等因素纳入信用评价指标，以信用约束促使互联网医院提升服务水平。

（5）加强跨部门合作与信息共享：互联网医院的监管涉及卫生健康委员会、中央网络安全和信息化委员会办公室、公安部门、市场监督管理局等多个部门。加强部门间的协作和信息共享，可以提高监管效率，避免监管空白或重复。多部门应定期召开联席会议，合力协调解决互联网医院监管中的难点问题。此外，监管部门应充分利用大数据、人工智能等技术手段，实时监测互联网医院的运营情况，及时发现并处置潜在违规行为。

（6）增强公众监督和舆论引导：作为新兴的医疗服务模式，互联网医院尚处于公众认知和信任培育阶段。强化公众监督，能有效促进其自律合规发展。监管部门可以通过设立投诉平台、发布黑名单、曝光违规行为等方式，调动公众参与监督的积极性。同时，媒体应发挥舆论引导作用，宣传互联网医院的监管政策和健康发展理念，增进社会各界对互联网医院的了解与认同，推动互联网医疗行业的健康发展。

四、中国互联网医院建设策略

在互联网医院作为实体医院医疗服务模式拓展的背景下，其构建与发展对提高医疗服务效率、改善病患就医体验意义深远。新时代下，民众对医疗服务的需求日益增长，互联网医院的建设已成为提升医疗服务质量和效率的关键途径。提供高质量的医疗服务不仅是医院发展的重点任务，也是确保患者能够安心、满意就医的重要保障。近年来，受国家相关政策大力支持和新冠疫情防控需求的推动，互联网医院作为我国医疗卫生服务体系中的新兴医疗模式蓬勃发展。互联网医院突破了时空限制，为患者提供更加便捷、优质的医疗服务。然而，互联网医院的建设并非简单的技术堆砌，而是医疗行业内外部环境变化、法律法规适配和创新发展的综合成果。未来，互联网医院需从多维度进行系统性规划，以保障其建设策略的有效性与可持续性发展能力。

（一）互联网医院建设的选址与规划

互联网医院的选址与规划需紧密结合医疗资源配置与发展趋势。建设时应与传统医院、基层医疗卫生机构形成功能互补，优先布局于人口密集、医疗需求旺盛的区域。在规划环节，要根据现有医疗服务架构，精准明确互联网医院的服务覆盖范围、功能定位及技术标准，确保其与区域医疗体系有机融合。

（二）互联网医院的技术平台建设

稳定可靠的技术平台是互联网医院运营的根基。建设过程中，需根据医院服务定位和功能要求，科学选择技术架构，搭建稳定、安全的技术平台。该平台应集成患者管理系统、医生服务平台、数据共享平台等核心模块，能够支持远程诊疗、电子病历、远程监测等多元化业务功能，为医疗服务的高效开展提供技术保障。

（三）互联网医院人才的引进与培养

高水平的医疗人才是互联网医院服务品质的核心保障。互联网医院发展既依赖前沿互联网技术，也离不开深厚的医疗技术积淀。因此，必须高度重视医疗人才引进与培养工作，组建专业医疗团队，定期进行培训和考核，持续提升团队医疗服务水平和专业素养。

（四）互联网医院间合作与资源整合

互联网医院建设离不开多方协同合作。医院可通过与传统医疗机构、科技公司、科研机构等建立战略合作关系，整合优质医疗资源与先进技术成果。通过构建医疗合作网络，互联网医院能够获取技术赋能和资源支持，进一步提升医疗服务能力和质量。

（五）互联网医院的患者教育与宣传

互联网医院的推广应用，不仅在于技术建设的完善，更在于患者对新型医疗模式的认知与接受。因此，建设过程中，要积极开展患者教育宣传工作，通过多种渠道向患者普及互联网医疗知识，逐步提升患者对互联网医院的认知度和信任感。

互联网医院的建设是一项涵盖技术、法律、人才、管理等多领域的复杂系统工程。唯有秉持全面性和前瞻性策略，方能打造技术先进、管理科学、服务优质的互联网医疗生态体系。随着互联网技术持续迭代升级，互联网医院必将在未来医疗健康领域占据更重要地位，为广大患者提供更便捷、高效、智能的医疗服务。

第五章

互联网医院发展建议

一、互联网医院政策发展建议

（一）加强互联网医院准入管理

互联网医院的准入管理涵盖机构执业准入、医务人员准入、技术和商务人员准入等方面。《互联网医院管理办法（试行版）》虽已对机构执业准入管理作出明确规定，但很多内容仍需要进一步细化。

1. 平台准入管理

《互联网医院管理办法（试行版）》明确要求互联网医院平台实施信息安全保护等级三级保护制度，并需与省级互联网医院监管平台对接。这些条件应作为申请设置互联网医院的前提，但省级监管平台对接的数据标准、监管数据采集范围和频度、动态监管指标、处方行为管理等还有待细化。此外，互联网医院更换业务平台时，应向执业发证机关申请变更。

2. 医务人员准入管理

依托互联网平台的实体医疗机构，对入驻医师的执业行为负有监管责任。《互联网医院管理办法（试行版）》明确规定，入驻医师需具备独立执业三年以上的资质。目前，国家卫生健康委已建立医护人员电子证照平台，各省级卫生健康委也设有医师护士执业注册的数据库。在此基础上，互联网医院开放医务人员入驻登记时，需制定严格的人员准入管理制度，对入驻医务人员进行执业资质、主要执业注册机构、执业范围、专业技术职称等全面的身份核查。

3. 人员退出管理

互联网医院应建立完善的人员退出制度。通过制定绩效考核和质量考核指标，对存在多次不良记录、严重违规违纪行为、超范围执业行为的人员，依规实行退出。同时，鉴于互联网医院的技术运维团队多由第三方企业提供服务，医疗机构需与信息技术服务团队签署详尽的技术服务协议，明确技术服务内容、信息安全保密条款，建立涉密人员等级备案制度。协议中还应约定数据管理和使用流程、违约罚则等内容，保障服务规范与数据安全。

4. 服务内容管理

互联网医院需明确并标准化诊疗流程，尤其是远程诊断和处方开具流程，以防范误诊和过度医疗风险。进一步细化网上诊疗要求，明确处方药物开具范围，确保药品从来源、存储到配送的全流程均符合相关规定。若涉及远程医疗器械（如远程心电监测设备），需清晰界定器械使用的合规性、技术标准及人员操作要求。同时，完善患者投诉处理流程，打通平台、电话、邮件等反馈通道，并建立有效的后续跟进机制，切实保障患者合法权益。

（二）加强互联网医院运行监管

国家卫生健康委员会已启动基于国家医学中心和国家区域医疗中心的学科建设体系，合理统筹"互联网+医疗"领域的优质资源配置，发挥国家医学中心的领衔作用，统一"互联网+医疗"的功能规范和评估标准。制定监管细则并指导实施，推动医联体分级诊疗制度落地。当前，业界存在一些共性问题需要统一管理，主要包括如下内容。

1. 实名认证

一是患者实名身份核验符合实名制就医原则，需对患者在线填报的居民身份信息、参保信息、复诊条件信息等个人信息进行真实性核实。患者就诊需满足相关准入要求。例如，互联网医院和互联网诊疗中的在线复诊条件。患者身份核验主要通过身份证号、手机号、医保卡或银行卡号进行，需整合公安部身份证号信息、国家卫生健康委员会电子健康码信息和国家医疗保障局电子支付凭证码信息，实现"多码合一"，以实现全国范围内实时核验。二是医务人员身份核验，除身份证号外，还需核验执业注册信息和执业范围。部分省市已形成统一注册管理机制，为区域内互联网医院实时核验提供了便利。国家卫生健康委员会的医护人员电子证照平台正逐步开放，未来可实现医师执业注册信息实时核验。但临床药师和技师尚缺乏相应的执业数据库，需纳入下一步工作规划。此外，医患实名核验制度涉及个人隐私保护问题，监管细则中需明确隐私信息的授权机制和保密承诺机制。

2. 加强患者安全和医疗质量控制

互联网医院应当设立医疗质量管理委员会和医疗质量监督部门，负责制定并实施医疗质量控制和评价制度。这些制度应明确医疗质量控制和评价的目标、原则、组织架构和职责，确保医疗行为规范、安全可靠。监管部门需通过业务平台对依法执业过程、医疗质量复核、患者安全风险防控等实施全流程监控，并建立涉密人员管理、培训、监管体系及违规罚则。国家卫生健康委办公厅与国家中医药局办公室联合制定的《互联网诊疗监管细则（试行）》明确要求患者就诊时应当提供门诊病历、住院病历、出院小结、诊断证明等具有明确诊断的病历资料，由接诊医师留存并判断是否符合复诊条件；若患者病情变化、属于首诊或存在其他不适宜互联网诊疗的情况，接诊医师应当立即终止诊疗活动，并引导其至实体医疗机构就诊。上述措施将有效提升患者安全和医疗质量，确保患者在享受便捷医疗服务的同时，获得安全、高质量的治疗。

3. 加强细化过程监管

过程监管需遵循包容审慎、先紧后松、逐步放开的原则，聚焦服务行为、机构资质、人员执业、隐私保护和信息安全等核心医疗行为监管。建立互联网医院阶段性复核制度与准入退出机制，通过制定监管细则指导各地统一监管规则，引导"互联网+医疗"机构规范运营。对互联网医院依托的实体机构进行周期性复核校验，并同步落实互联网医院的复核工作。

4. 完善"互联网+医疗"模式和能力评估

完善"互联网+医疗"模式需明确互联网平台的基础标准功能和可拓展增值功能，鼓励医院通过平台辐射和带动基层医疗发展。重点强化平台的信息安全、个人隐私保护及数据安全的保障能力，建立定期巡查机制。鼓励医院与第三方签订合作协议，构建规范的协同机制，并利用互联网深化医联体和医共体的协同工作。

（三）加强互联网医院的患者安全风险防控管理

互联网医院依托在线交流模式，受多因素不确定性影响，若风险防控不到位，易引发患者安全隐患。患者安全防控需从管理制度和信息技术手段等多维度强化。

1. 病历数据真实性的保障

互联网医院患者就诊数据来源分为远程医疗数据和互联网诊疗数据两类。

远程医疗数据主要由申请方医院的医师提供（如会诊、诊断数据），真实性通常可保障，但需确保信息平台在数据上传和下载时具备高质量、高保真特性。若遇申请方医院存在纠纷的病例，接诊医师需仔细鉴别上传病历的全面性与真实性。通过信息平台直接对接传送数据，是保障数据真实性的有效措施。

互联网诊疗数据来源比较复杂。本院复诊患者的病历数据可从院内信息系统获取，真实性可靠；但患者提供的外院就诊数据、在家自测数据，以及因精神认知障碍、知识水平、地域文化、方言等因素影响导致的病史主诉客观性，均可能影响数据真实性，成为患者安全的风险因子，甚至引发高概率纠纷和投诉。

防范这些风险，需依靠完善管理制度、落实充分知情告知、实现信息全程留痕等措施。鼓励社区卫生机构开展相应的常规检查检验，替代患者自检数据；同时推动向居民开放居民健康档案，支持居民存储和调取就诊数据，为后续就诊提供参考。此外，还要为接诊医师提供相应的培训，提高患者安全防范意识。

为保障病历数据不被篡改或泄露，必须采取严格的数据存储和传输措施。在数据加密方面，病历数据在存储和传输过程中均应加密处理，使用高强度的加密算法（如 AES 加密），防止非法访问；定期对病历数据进行备份，规避因硬件故障、软件漏洞或网络攻击导致的数据丢失风险；采用安全的传输协议（如 HTTPS）进行病历数据在线传输，杜绝数据在传输过程中被截取或篡改。同时，详细记录每一次医疗操作，对所有病历数据进行审计，确保操作透明且可追溯；借助人工智能和大数据技术，实现病历数据的智能化校验，减少因人工疏忽或数据错误导致的失真问题。此外，引入第三方认证机构对互联网病历数据进行认证，确保其符合行业标准；由专业医疗认证机构对医院的医疗流程、信息系统进行全面认证，确保数据记录符合行业规范。

互联网医院需综合运用技术手段、管理流程和法律法规，通过身份验证、数据加密、操作日志、智能校验等方式，全方位保障病历数据的安全、准确和可靠，从而提升医疗服务质量与患者信任度。

2. 处方药物治疗的安全性保障

在互联网医疗快速发展的背景下，越来越多的患者通过远程咨询、在线诊断等方式获取处方药物。因此，互联网医院关注处方药物治疗的安全性保障是至关重要。处方药物的使用具有一定风险，严格把控其使用是确保患者安全用药的必要举措。具体可从以下方面着手。

（1）要加强互联网医院的临床药学服务体系建设，重点落实处方审核和用药指导工作。建议把临床药学服务纳入医疗收费项目，并探讨与之配套的基本医疗保障支持政策，提升服务的规范性与可持续性。

（2）要制定并完善处方外配的管理细则。明确外配处方的基本标准、药品目录、使用规范等内容。目前，《互联网医院管理办法（试行版）》虽已明确毒麻精放类药品禁止网络处方的基本原则，但在药品配送和居家使用的目录管理上，尚未形成统一标准。特别是注射用剂、高风险不良反应制剂、需冷链运输的制剂等，在基层社区或居家使用场景下，亟须建立专业的临床药学指导机制。同时，所有处方药物必须严格遵循国家药品管理法律法规和政策要求，确保药品来源正规、质量可靠。

（3）要强化电子处方系统监管。电子处方系统是互联网医院开具处方的核心载体，其具备处方开立记录和追踪功能。通过对系统的严格管理，可有效验证处方的真实性和合规性，有效防范处方滥用或开具错误等问题。

（4）要完善药物不良反应监测机制。互联网医院需建立完善的药物安全监测机制，实时跟踪药物使用效果，动态监控不良反应，确保及时发现并处置药物滥用或不良反应事件。患者使用处方药物后，可以通过平台反馈用药情况，医生根据反馈及时调整治疗方案。

（5）要强化用药提醒与指导服务。互联网医院平台可以通过推送通知、短信或APP提示等方式，提醒患者按时服药，并提供用药指南，指导患者正确用药。平台配备的专业药师团队，可为患者提供药物咨询服务。患者收到处方药物后，可以通过平台联系药师，咨询用药方法、注意事项及潜在副作用，确保用药精准、安全。

（6）要加强药品配送环节监管。互联网医院需对第三方物流企业资质进行严格审查，确保配送药物符合质量标准，避免运输过程中出现污染或破损。除保障药品配送质量外，还需强化用药过程监控：对于特殊药物，可借助手机APP、可穿戴设备等智能终端设备追踪患者用药情况，对不按时用药或错误用药行为及时预警和干预。

互联网医院处方药物治疗的安全性保障，需从医生资质、电子处方规范、患者隐私保护、药品安全监测、远程药师咨询等多维度构建综合管理体系。通过全流程监控与服务，在保障患者享受互联网医疗便利的同时，切实筑牢治疗安全性

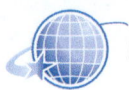

和有效性防线。

3. 上门巡诊和护理的安全性保障

互联网医院在规模化发展后，有必要将服务延伸至家庭病床、家庭巡诊和上门护理领域。上门巡诊和护理服务作为便捷的医疗服务形式，能让患者居家享受医疗护理，尤其为行动不便或慢性病患者带来便利。但保障服务安全是其关键，既要保障上门医务人员的人身安全，又要确保服务质量和患者安全，同时还要做好患者人身及家庭安全的风险防范工作。为此，需建立医患双方线下认证体系，配备过程监管记录仪、应急呼叫系统，实现操作全程留痕，并在互联网医院平台部署防伪装、防假冒安全措施。具体可从以下方面落实。

（1）要提升专业资质和培训水平。上门巡诊和护理的服务人员应该具备相应医疗资质，确保其拥有扎实的医学或护理背景。医生和护士需定期接受继续教育，熟练掌握应急处理和基础生命支持技能。同时，定期对服务人员开展技能培训和考核，使其熟练掌握最新医疗技术和护理方法，具备应对突发医疗问题的能力。

（2）要规范设备和药品管理流程。上门服务应配备血糖仪、血压计、氧气机等必要医疗设备，并建立定期检查和维护机制，确保设备正常运行。药物管理同样重要。针对长期用药的患者，需严格规范药物配送、存储和使用流程，避免因药物错用、存储不当引发安全隐患。

（3）要加强患者隐私和数据保护。患者的个人信息和病历数据属于敏感信息，必须严格保密。服务提供者需对电子病历和患者数据进行加密处理，防止信息泄露。同时，上门服务的医护人员应严格遵守隐私保护法规，在诊疗过程中注重保护患者隐私，杜绝任何违规操作。

（4）要完善紧急处理与救援机制。上门服务人员需全面了解患者健康状况，针对潜在的紧急情况制定明确的应急预案。若患者在护理过程中突发意外或病情恶化，服务人员应立即联系急救中心或协助转送至医疗机构。此外，服务团队需与患者家属保持密切沟通，确保紧急情况下能快速获得家属的配合与支持。

（5）要健全服务评估与监督体系。为了保障服务质量，需定期对上门巡诊和护理服务进行回访和质量评估，收集患者反馈信息并及时改进。条件允许时，可引入第三方监督机构对服务全过程进行监管。同时，服务提供方应与患者或家属签订详细服务合同，明确服务内容、费用标准、责任划分和保障措施。此外，还应为患者和工作人员购买医疗事故保险等险种，确保意外或医疗差错发生时，能及时提供合理赔偿和保障。

（四）加强互联网医院信息安全准入及监督管理

互联网医院信息安全准入及监督管理是保障患者隐私、医疗数据安全的核心环节。需研究制定"互联网+医疗"信息系统准入评测细则，依托专业评测机构，基于信息安全等级保护制度，建立覆盖全流程的医疗健康信息系统安全评测机制，通过漏洞扫描与风险评估，指导业务单位及时完成系统升级改造。

个人隐私保护的核心在于信息系统安全保障。需从管理规范与技术防护两方面协同推进。在管理层面，加强隐私保护政策指导与督导，推动各级医疗机构统一执行隐私保护标准。结合《中华人民共和国网络安全法》《中华人民共和国个人信息保护法》等法律法规，制定医疗健康领域个人隐私保护管理办法，明确数据采集、使用、存储的合规流程。在技术层面，研究制定个人隐私标准数据集，将隐私保护执行规范嵌入信息系统建设标准，通过数据脱敏、访问控制、加密传输等技术手段，实现个人隐私信息的全生命周期防护。

1. 要严格落实资质审查

建立覆盖全流程的医疗机构资质审查机制，确保互联网医院在服务启动前具备合法运营资质。相关部门需对互联网医院的技术平台、数据保护措施、医务人员资质等进行全面评估。互联网医院的信息系统、数据库、云存储等平台需符合最新的安全技术标准，定期接受安全审查，涵盖加密技术、身份认证、访问控制等关键领域。

2. 要加强数据隐私保护

互联网医院需依据《中华人民共和国网络安全法》《中华人民共和国个人信息保护法》等法律法规，制定详细的隐私政策，向用户透明披露数据收集、存储和使用规则。所有患者个人信息和医疗数据等敏感信息，必须采用加密技术进行存储和传输，防范数据泄露或篡改风险。建立分级权限管理体系，按医生、护士、管理员等职能角色设置差异化访问权限，确保敏感数据仅授权人员可访问。

3. 要加强信息安全培训与意识提升

所有参与互联网医疗服务的医护人员需接受信息安全意识培训，掌握患者信息保护要点，避免因操作不当导致数据泄露。加强员工合规教育，明确信息安全法律责任，防范人为失误或恶意行为引发的安全风险。

4. 加强行业监管

政府需强化对互联网医院的监管力度，定期检查信息安全合规性，确保机构符合法律法规要求。相关行业协会和监管机构可以联合制定互联网医院信息安全管理规范和行业标准，统一全行业安全要求和实施准则。此外，建立互联网医院年度审核和信息安全报告制度，要求机构提交安全管理报告，接受透明化审查。

（五）规范医保在线直付

医保在线直付是互联网医院的核心需求。患者与医师因空间分离，诊疗后的费用支付与发票报销都需要通过数字化途径解决。当前，医保异地就医跨域直付已成为刚需，推动身份核定、在线支付、金融服务、信息安全、数据授权共享等信息技术的应用，也带动相关技术产业融合发展。自2019年8月以来，国家医疗保障局陆续印发"互联网+"医保支付政策，历经"整体原则—加速推进—实操练兵"三个阶段，逐步实现了内容更全面，项目更细化、操作可执行的初期目标。2020年11月，国家医疗保障局印发《关于积极推进"互联网+"医疗服务医保支付工作的指导意见》，明确了以下关键原则。一是明确支付范围：以在线复诊为主，优先覆盖门诊慢特病，逐步纳入符合条件的常见病基本诊疗。二是明确业务主体和结算对象：支付渠道从线下实体医疗机构延伸至定点零售药店。三是运用大数据，强化医保信息化管理：依托医保电子支付凭证和全国统一医保信息平台，实现无卡支付和实时结算。四是探索异地就医直接结算：推进"互联网+"医疗服务门诊费用异地就医直接结算。五是建立处方流转平台：统筹地区医保中心需搭建处方流转平台。六是统一报销政策："互联网+"医疗服务执行与线下一致的医保报销政策。该指导意见同时明确了医保支付路径。一是参保人在统筹地区"互联网+"医疗服务定点医疗机构复诊开方产生的诊察费、药品费，按照统筹地区医保规定支付，个人负担部分可通过职工医保个人账户结算。二是明确了药品配送服务费用不纳入医保支付范围。三是鼓励各地以门诊慢特病为起点，逐步扩大医保对常见病、慢性病"互联网+"医疗服务的支付覆盖范围。但是，国家医疗保障局印发的纲领性政策仍需细化，各省级医疗保障局和医保统筹区需深入解读政策内涵，制定可操作的落地措施和量化标准，切实提升百姓获得感。

当前，我国虽初步构建"互联网+"医疗服务政策框架，但精细化程度不足，尚未出台国家层面的服务价格规范目录。支付标准和流程缺失，可能导致互联网医疗服务过度开展，增加医疗资源负担，同时使医疗机构缺乏标准化指导，加剧区域发展不平衡。因此，可结合各地试点经验，制定国家层面的远程医疗服务目录，推动互联网医疗服务发展规范化、科学化、标准化发展。

（六）加强医疗大数据应用规范管理

构建医疗数据权属关系和分级授权管理规范，指导各级医疗机构规范数据授权使用程序，明确数据使用目的和范围，并签订数据安全保护协议。完善数据共享的申请、审批、授权等程序及信息化技术标准，探究区块链技术在数据智能授权、使用留痕等方面的应用价值和技术方案。

医疗大数据作为重要市场要素，是支撑人工智能技术临床转化的基础。智慧医疗科技通过互联网实现普遍可及，既能为患者提供专业就医指导、提升健康管理水平，也能为基层医务人员提供实时智能辅助、增强规范化诊疗能力，还能帮助专科医师提高工作效率、优化培训质量并扩大行业影响力。建立有序的数据要素市场化机制，是推动医疗科技进步的必然趋势。

（七）推进医疗健康技术要素市场化

通过市场化手段鼓励医疗健康领域技术创新，聚焦人工智能、大数据、云计算、生物技术、基因组学等前沿技术应用。例如，可通过设立创新基金、提供税收优惠政策、强化专利保护等措施，激励企业、科研机构和个人投入研发和应用。当前，机器学习、自然语言识别、神经网络去卷积计算、知识结构模型等新技术持续迭代，推动智慧医疗科技不断突破；但个人隐私权保护、数据成果产权界定等制度尚待细化，数据授权使用细则、数据质量与治理策略、数据规模、数据维度等问题也需进行专业化解决，这些均制约着智慧医疗的发展。迫切需要建立临床专家、工程师、管理者在数据使用中的权益保障规范，引导大数据和云计算技术产业合理合法有序挖掘数据价值。互联网医院的推广加速了技术要素市场化进程，吸引更多技术企业和初创公司涉足医疗健康领域。例如，针对不同患者需求开发个性化健康管理平台、移动应用等，推动技术多元化发展和市场竞争。

（八）加快产业链布局与医院试点

当前，大部分大型公立医院已启动互联网医疗服务平台建设，地方政府也积极推动地方医院开展互联网试点，尤其是新冠疫情后，远程医疗服务需求显著增长。北京、上海、广东等地区的医院通过试点积累了成功经验，为全国互联网医院布局提供了参考。随着互联网、人工智能和5G技术的快速发展，以患者为

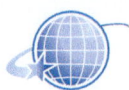

中心的医疗数据网络加速形成，推动医疗行业迈向网络医疗、智慧医疗时代。在政策引导和技术驱动下，基于全民健康信息化和健康医疗大数据的智慧医疗体系正逐步构建。智慧医疗的发展，需要智能硬件、医疗平台、人才储备及"软硬结合"的智慧医院等全产业链支撑。

1. 互联网医院产业链

互联网医院产业链主要包括以下部分。

（1）技术服务提供商：提供云计算、大数据、人工智能、物联网等技术，支撑互联网医院的技术架构和数据处理。

（2）医疗资源供应商：供应各类医疗设备、诊疗工具。

（3）医药供应链：涵盖药品在线销售和配送环节。

（4）线上平台运营商：运营线上问诊、预约挂号、健康管理等平台。

（5）患者群体：作为互联网医院的核心服务对象。

2. 互联网医院产业链发展问题

（1）政策法规滞后：互联网医疗相关法规尚不完善，政策落地难度大，增加了行业风险。

（2）技术壁垒较高：尽管信息化技术发展迅速，但医疗数据处理、隐私保护、人工智能医疗应用等领域仍存在技术瓶颈。

（3）资源不平衡：县乡级地区医疗资源匮乏，制约了互联网医院的推广和普及。

3. 互联网医院发展试点方向

为加快产业链布局，需推进新一代智慧医院互联网医院平台建设。在软硬件层面对标国际先进水平。同时，以患者便利为核心、以提升医疗效率为导向，依托高端物联网、"互联网+"、大数据、云计算及人工智能技术，基于健康档案区域医疗信息平台，构建起患者、医务人员、医疗机构、医疗设备四方联动的跨地区医疗服务模式。

二、互联网医院技术发展建议

（一）互联网医院总体技术架构

互联网医院信息系统总体架构如图5-1所示，分为系统接入层、中台服务层、

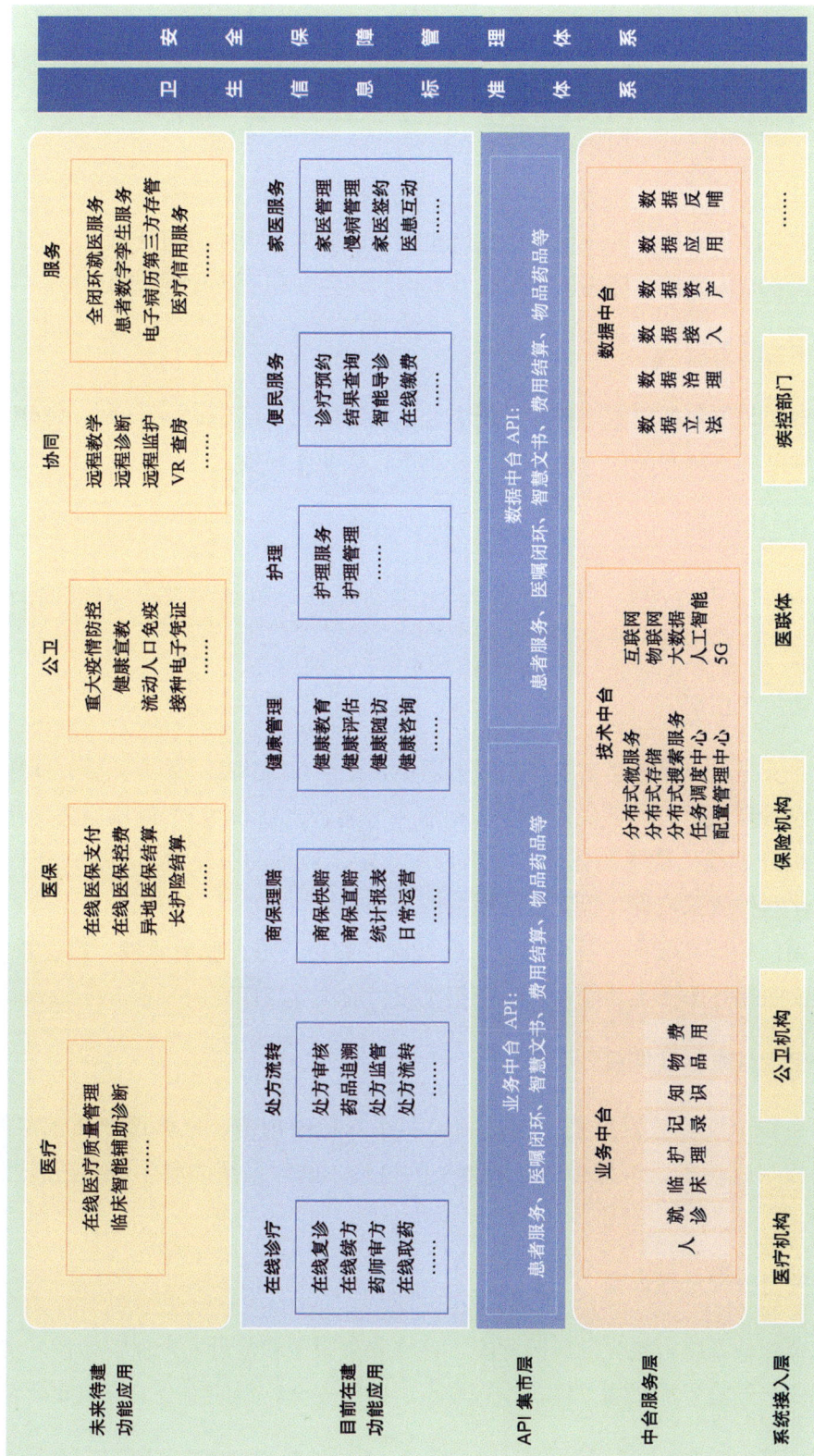

图 5-1　互联网医院信息系统总体架构

安　全　保　障　管　理　体　系

卫　生　信　息　标　准　体　系

未来待建功能应用

医疗
- 在线医疗质量管理
- 临床智能辅助诊断
- ……

医保
- 在线医保支付
- 在线医保控费
- 异地医保结算
- 长护险结算
- ……

公卫
- 重大疫情防控
- 健康宣教
- 流动人口免疫
- 接种电子凭证
- ……

协同
- 远程教学
- 远程诊断
- 远程监护
- VR 查房
- ……

服务
- 全闭环就医服务
- 患者数字孪生服务
- 电子病历第三方存管
- 医疗信用服务
- ……

家医服务
- 家医管理
- 慢病管理
- 家医签约
- 医患互动

目前在建功能应用

在线诊疗
- 在线复诊
- 在线续方
- 药师审方
- 在线取药

处方流转
- 处方审核
- 药品追溯
- 处方监管
- 处方流转

商保理赔
- 商保快赔
- 商保直赔
- 统计报表
- 日常运营

健康管理
- 健康教育
- 健康评估
- 健康随访
- 健康咨询

护理
- 护理服务
- 护理管理
- ……

便民服务
- 诊疗预约
- 结果查询
- 智能导诊
- 在线缴费

数据中台
- 数据立法
- 数据治理
- 数据接入
- 数据资产
- 数据应用
- 数据反哺
- ……

API 集市层

业务中台 API: 患者服务、医嘱闭环、智慧文书、物品药品等

数据中台 API: 患者服务、医嘱闭环、费用结算、物品药品等

中台服务层

业务中台
- 就诊入口
- 临床诊疗
- 护理记录
- 知识库
- 物品管理
- 费用应用

技术中台
- 分布式微服务
- 分布式存储
- 分布式搜索中心
- 任务调度中心
- 配置管理中心

- 互联网
- 物联网
- 大数据
- 人工智能
- 5G

系统接入层

医疗机构　公卫机构　保险机构　医联体　疾控部门　……

89

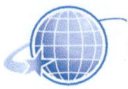

应用程序编程接口（application programming interface，API）集市层、功能应用层（目前在建功能应用、未来待建功能应用）四大核心层以及安全保障管理体系、卫生信息标准体系两大支撑体系。

1. 系统接入层

实现与医疗机构、公卫机构、保险机构、医联体、疾控部门及第三方平台等的对接，整合多方服务能力，为居民互联网医疗管理和服务提供基础支撑。

2. 中台服务层

中台服务层包括技术中台、数据中台、业务中台三部分，为互联网医疗服务提供共性基础资源和基础设施，支撑各类个性化业务场景。

3. API集市层

集成业务中台API、数据中台API，为医疗业务数据交换提供标准化API集合。

4. 功能应用层

构建安全、可靠、丰富的便民服务通道，提供在线诊疗、处方流转、商保理赔、健康管理、护理、便民服务、家医服务等多种"互联网+"健康服务，帮助医疗机构开展线上线下一体化、诊前诊中诊后全流程的医疗服务和便民惠民服务，优化居民就医流程，提升医院服务能力。未来将在医疗、医保、公卫等领域深化应用，拓展在线医疗质量管理、在线医保支付、重大疫情防控、远程教学、全流程就医闭环服务等功能，进一步拓宽应用的深度与广度。

5. 卫生信息标准体系

贯穿整个项目建设过程，通过制定和执行标准规范，严格遵守技术路线，规避因参与机构多、信息接口复杂带来的风险，确保系统的稳定性、拓展性和兼容性。

6. 安全保障管理体系

综合评估系统可接受的风险程度，建立安全模型和信息安全保护体系，实现风险、安全与投资的平衡，涵盖物理安全、网络安全、系统安全、应用安全及安全管理制度。

（二）互联网医院功能设计

互联网医院已成为医疗服务体系的重要组成部分。当前，互联网医院相关参与者需思考如何推动传统医疗服务与线上融合、如何更好地发挥互联网医疗服务能力，形成线上线下一体化的服务模式。新冠疫情促使医疗参与者对互联网医疗服务的发展达成共识，相关政策进一步规范互联网医疗发展，推动互联网技术、大数据技术、人工智能技术与医疗服务深度融合。

未来，互联网医院在功能设计上，将依托现有互联网基础设施及应用，构建从诊疗到康复的全链条服务。同时，互联网医院建设将推动医改向更深层次发展，使互联网医疗服务范围进一步覆盖社区、家庭，实现分级诊疗和资源下沉。在发展过程中，互联网医院将经历竞争与融合，最终建成互联互通更顺畅、学科设置更齐全、特色更鲜明、服务范围更广泛的新型互联网医疗体系。

互联网医院具体功能如下。

1. 系统接入层

（1）试点医院接口：为医院提供互联网入驻服务，支持入驻平台获取居民就医、患者管理、健康管理、在线诊疗、处方流转等功能服务，并涵盖门诊预约、门诊缴费、门诊就诊、检查检验报告查询、在线复诊、电子处方等相关业务接口。

（2）公卫机构平台接口：整合原有"孤岛式"数据库，实现系统连通共享；通过与妇幼保健、计划免疫、慢性病管理信息系统的接口，打破业务系统"数据烟囱"现状；目标是建立互联、标准化、可扩展的区域公共卫生信息管理平台，为每个人建立全生命周期公共卫生信息管理系统。

（3）保险机构平台接口：商保公司理赔服务系统及受理平台接口包括查询门诊记录、门诊就诊详情、住院就诊记录、住院结算信息、住院病历、住院报告、住院费用等。

（4）医联体平台接口：为医联体成员单位提供互联网入驻服务，支持入驻平台获取居民就医、患者管理、健康管理、在线诊疗、处方流转、双向转诊、远程协同等功能服务，涵盖门诊预约、门诊缴费、门诊就诊、检查检验报告查询、在线复诊、电子处方、医技协同、双向转诊及病历共享等业务接口。

（5）疾病控制部门平台接口：家医管理平台通过读取患者基本档案、健康体检、重点人群档案、重点人群随访等信息，将重点人群随访记录、健康体检记录、接诊记录等平台录入的信息，主动写入公共卫生健康档案信息，实现家医管理平台与城乡居民电子健康档案系统的互联互通。

2. 中台服务层

业务中台基于领域驱动设计（domain-driven design，DDD）的理念，遵循面向服务、聚焦内容、高内聚低耦合的原则建立领域模型，形成人、就诊、临床、记录、知识、物品、费用、护理等医疗业务域。在各业务域之内，根据业务流程对服务进行识别、抽象和融合，建立服务模型。业务中台将标准流程、临床路径、业务逻辑、闭环规范等共性操作，以服务组件或微服务形式进行封装。

数据中台由数据采集/同步层、数据治理层和数据应用服务层组成。数据采集/同步层对各业务域结构化和半结构化数据、知识数据等进行历史批量同步，并基于事件实时采集日志、影像、病历等临床信息。通过数据治理对采集与同步的数据进行处理，实现数据标准统一、实体统一，形成标准化数据后存储于全域数据中心。依托一站式开发套件实现离线计算、实时计算及算法引擎、知识图谱加载，以API形式向互联网医疗应用提供统一的数据基础服务、数据建模服务和数据分析服务，构建"数据产生—采集—加工—赋能"的数据闭环。

技术中台在技术层面支撑数据中台和业务中台运行，整合和包装云基础设施，具备弹性计算能力，兼容传统数据中心、公有云、私有云和混合云部署模式，集成微服务、分布式缓存、消息队列、搜索引擎等技术中间件，并在此基础上封装简单易用的能力接口，支持快速搭建新技术平台，实现与5G、物联网、人工智能、AR/VR、区块链等技术的对接与融合。

3. API集市层

业务中台API包括患者服务、医嘱闭环、智慧文书、费用结算、物品药品等模块，从业务功能需求出发对数据集重新归类，满足业务使用需求。

数据中台API包括数据标准API、数据资产API、数据应用API，从数据治理层面重新分类归档医疗数据集，支撑业务数据调阅需求。

4. 功能应用层

（1）目前在建功能应用

1）在线诊疗

门诊数字化服务：为线下患者提供预约挂号、智能导诊、排队叫号、报告查询等基础服务。在线复诊：为复诊患者提供互联网在线诊疗服务，支持在线申请后续检验检查或续方，缓解线下门诊压力。在线续方：复诊患者远程咨询时，医生可通过电脑端或手机移动端开具电子处方，处方状态实时同步至线下系统。药师审方：药师依据《处方管理办法》审核处方规范性，审核通过的处方通过审方系统第一时间推送，药剂师可在手机APP或电脑端完成审方。在线取药：支持患者到电子处方开具医院药房取药，或对接第三方药品物流公司，居民可以维护和管理配送地址，药品自动配送到指定地址，并支持在线查看配送状态和物流信息。诊疗后续：建立患者对医生及医院服务质量的公开评价体系，以及医院和医生对患者的后续回访流程。

2）处方流转

处方审核：提供电子认证服务，确保每个电子处方仅被使用1次，保障处方流转和患者安全。医生开具电子处方、药师审方时，应有经证书颁发机构（certificate authority，CA）认证的电子签名，确保处方真实有效。药品追溯：通过大数据挖掘、区块链技术实时监控，结合药品追溯机制，实现药品从厂商、流通、仓储到配送的全程数据追踪。处方监管：支持对患者、开方医生、诊断、开方时间、药品信息、处方状态等进行实时查询和监控。处方流转：支持配送到家和药店自取。

3）商保理赔

商保快赔：实现线上一键申请理赔，减少材料准备和递交耗时。商保直赔：通过"医保+商保+自费"一站式支付，实现门诊缴费和出院结算时的商保即时直赔。

4）健康管理

健康教育：支持居民获取健康知识、预约健康教育讲座等，引导居民改变不健康的行为方式，降低或消除健康危险因素。健康评估：根据不同专科，为患病人群、亚健康人群、健康人群定制健康评估量表。健康咨询：提供在线的健康咨询和预诊服务。

5）护理服务

服务模式：以"线上申请、线下服务"为主，支持护士为出院患者或行动不便的特殊人群提供互联网护理及咨询服务。护理管理：提供定位服务、一键报警、护士资格认证等功能。

6）便民服务

诊疗预约：整合医疗机构诊疗资源形成统一号源池，支持与现有预约挂号系统后台对接，实现统一门户、单点登录。结果查询：居民持居民健康卡在区域内任一医院完成检验检查后，可查询历史检验检查报告。智能导诊：基于医疗数据与专业文献的采集分析，智能模拟医生问诊流程，通过用户输入的症状和健康数据匹配可能疾病，推荐就诊科室与医生，实现智能分诊。在线缴费：居民可通过国家卫生健康委官方微信公众号、支付宝服务窗口等渠道进行在线缴费。

7）家医服务

家医管理：支持家庭医生对家医业务的日常管理，包括系统管理、实时管理、运维管理。慢病管理：支持慢病人群精细化管理，包括高血压、糖尿病、严重精神障碍等病种的管理。家医签约：支持医生在线完成档案管理和签约管理。医患互动：支持家庭医生与签约患者通过图文、语音等方式在线交流。

8）业务创新体系：面向日益增长的互联网医疗需求和技术支持，建立可持续性的业务创新体系，适应新一代信息技术、生物技术及医疗技术的发展，保障互联网医院体系的持续迭代发展。

（2）未来待建功能应用：包括医疗领域的在线医疗质量管理、临床智能辅助诊断等；医保领域的在线医保支付、在线医保控费、异地医保结算、长护险结算等；公卫领域的重大疫情防控、健康宣教、流动人口免疫，接种电子凭证等；远程协同领域的远程教学、远程诊断、远程监护、VR查房等；服务领域的全就医闭环服务、患者数字孪生服务、电子病历第三方存管、医疗信用服务等。

1）在线医疗质量管理：通过互联网医疗质控平台建设，不仅可以快速解决医疗数据释放和深度利用问题，而且在解析层面和数据存储层面具有高度扩展性。利用区域医疗质控平台整合所有医疗质控数据指标，实现对互联网医疗质量的监测与管理。同时，建立互联网医疗监管体系，对人员资质、诊疗范围、诊疗行为、违规事件等进行实时监测与管理。

2）医疗知识及病患数据库：依托医联体和第三方知识平台，搭建医疗知识共享体系，促进医疗人员间的知识交流，提供专业化医疗知识服务；建立安全可靠的辅助诊断信息系统与相似病例查询系统，为临床决策提供数据支撑。

3）临床智能辅助诊断：基于互联网平台采集的患者症状体征、体格检查、辅助检查结果、既往史等数据，结合患者性别、年龄、孕产哺乳史、过敏史、个人史、家族史等信息，根据指南和临床路径，通过概率模型推荐适宜的检验项目，辅助互联网医生快速判断患者病情并出具诊断意见。

4）在线医保支付：未来随着国家不断放宽对"互联网＋医疗"的约束，逐步打通医保、支付等多处关键环节，我国互联网医疗还将持续快速增长。进一步加快地方在线医保支付政策出台，提升医保基金使用效率，让人民群众享受到更加便捷、低价、有效的医疗服务。

5）在线医保控费：伴随医保支付方式改革和技术发展，单纯医保智能审核的作用将逐渐降低，医保控费将转变为建立多模式综合控费体系，即宏观与微观相结合、医疗服务行为与费用相结合、医疗质量与医疗费用相结合、线上服务与线下服务相结合、医保与商保相结合等综合模式，互联网医保控费也将彻底改变医保控费模式。

6）异地医保结算：建立跨地区医保联网结算业务协同机制和工作流程，通过信息平台实现各地区之间的业务协同办理，为跨地区就医人群和异地医疗机构提供便捷高效的医疗费用即时结算服务。跨省异地就医管理系统支持多种就医凭证（身份证、社保卡、电子凭证），为群众提供更多样化的移动结算方式。

7）长护险结算：建立长期护理保险系统，实现全过程信息化管理。围绕长护险业务进行设计开发，为长护险服务机构站点、长护险服务人员、长护险政府监管部门提供智能化、移动化的管理工具。系统涵盖长护险服务申请、照护等级评估、服务机构管理、服务人员管理、护理对象管理、护理计划制定和管理、护理工作执行录入（签到、签出）、服务评价、服务时长、服务次数和服务满意度等数据汇总和分析，还有对服务机构及服务人员的评级管理等功能。

8）重大疫情防控：针对突发疫情防控特点和医疗救治需求，充分利用互联网医院、智慧医院、互联网诊疗平台、智慧医疗服务平台、远程医疗服务平台的独特优势，积极拓展互联网医疗服务空间。用信息技术和手段实现远程医疗会诊、远程疫情分析、远程指挥调度、物资药品配送"非接触、非聚集"服务新模式、远程应急处置新机制，落实"早发现、早报告、早隔离、早诊断、早治疗"疫情防控要求，为提高突发疫情医疗救治水平与疫情防控工作提供强有力的技术支撑。

9）健康宣教：疫情期间，利用互联网广泛开展医疗救助、发热门诊信息查询、预约检诊服务、发热疾病就医指南、疫情数据上报汇总、疫情信息动态发布、居家医学观察指导、疫情防控科普、心理咨询干预、健康知识传播等健康宣教内容。

10）流动人口免疫和接种电子凭证：人口流动会增加疫情传播风险，完善流动人口免疫互联网信息系统是传染病管理的重要基础，其核心在于通过系统区分常住人口与非常住人口，优化疫情监测。同时，对接种人员证明需加盖签署单位公章，并附证件持有者数字签名，确保数字化证明与纸质版具有同等效力。

11）远程教学：远程教学是通过音频、视频（直播或录像）以及计算机技术（含实时和非实时技术）传输医学课程内容的教育形式。

12）远程诊断：将智能化健康医疗检测设备与远程医疗诊断平台有机结合，构建新型"互联网+健康医疗"远程诊断模式，促进分级诊疗，创新家庭医生签约服务模式，实现城乡居民便捷的健康管理和疾病诊治。建立"线上线下、上层下层"的多向多层次转诊体系，完善分级诊疗的互联网医疗模式。

13）远程监护：远程监护是通过通信网络将远端生理信息和医学信号传送到

监护中心，由医护人员分析并给出诊断意见的技术手段，主要包括监护中心、远端监护设备和通信网络三部分。

14）VR查房：医护人员佩戴VR头盔可实现全景式查房，远程观察患者情况。同时，家属也可通过手机等终端扫码进入程序，了解亲人状态，"零距离"聆听医生的问诊。此举既能减少隔离服等医疗用品消耗，也能有效缓解患者及家属的紧张和焦虑情绪。

15）全闭环就医服务：全闭环就医服务通过整合患者全生命周期体检、首诊、复诊、用药、运动等多种数据，实现医生、医院、医联体、药企、检查机构等主体的交互与创新。同时，依托互联网医院建立"健康管理—疾病防控—疾病诊断—临床治疗—诊后康复"的全闭环服务体系。

16）患者数字孪生服务：通过数字孪生技术，个人可以更清晰监测健康状况，及时预警疾病。真实空间数据用于构建虚拟世界的数字孪生患者模型，为现实中的健康管理、辅助诊断等提供优化依据。

17）电子病历第三方存管：目前，电子病历尚未明确锁定主体、流程及方法，易引发争议并导致责任认定困难。未来需由第三方存管电子病历，逐步健全病历管理规定及程序，提升病历质量和管理水平，保障医患合法权益。

18）医疗信用服务：通过执业注册、行政处罚、法律纠纷、社会媒体、同行评议、患者点评等维度，构建医院和医生的综合信用评价体系，提升医疗信息透明度，辅助患者择医。同时，建立全方位认证系统，对患者、医生、药师、护士进行实名制易查询的认证系统。同时，可对患者进行信用管理，建立黑白名单制度。

19）医院运营能力服务：通过医疗大数据分析及院内诊疗数据统计，建立数字化互联网医院的管理运营辅助决策系统，提升医院业务分析、财务管理、流程管理、质量管理、控制管理等综合能力，增强医疗设施的运营效率和竞争力。同时，辅助医疗设施遵循互联网医疗标准，建立成熟的产品维护与运营体系。

（三）互联网医院安全保障与技术标准

1. 安全保障

互联网医院安全体系总体框架设计需遵循以下要求。

（1）安全体系框架从通用要求与扩展要求两方面设计。

（2）应从身份认证要求、访问控制要求、审计要求、数据完整性及保密性要求、备份要求等层面，实现安全基本要求。

（3）应从云计算安全层面实现安全扩展要求。

（4）需针对信息系统的安全策略、安全计算环境、安全区域边界和安全通信网络，构建统一的安全管理中心，实现统一管理、监控、审计、综合分析及协同防护。互联网医院运营单位作为网络与信息系统安全责任主体，需根据第三级信息安全保护等级，选择基本安全措施，进行安全整体规划和安全方案设计，并依据风险分析结果动态调整安全措施。信息系统建设和运行维护单位需严格落实安全工作，保障网络与信息系统安全、可靠运行。

1）安全物理环境：基础设施需部署于中国境内，存储医疗数据的服务器严禁存放于境外。应为计算机系统设置冗余或并行电力电缆线路供电，并配置温湿度自动调节设施，确保机房温湿度控制在设备运行允许范围内。应用服务器和数据库服务器应分区域部署，存放服务器的机房需配备双路供电或紧急发电设备。

2）安全通信网络：为降低边界攻击风险，重要网络区域应避免部署在边界处。互联网医院所在网络区域与实体医院网络区域之间需采取可靠的技术隔离手段，并确保网络拓扑图与实际网络环境一致。同时，应为通信线路、核心网络设备和计算设备提供硬件冗余，保障系统可用性。

3）安全区域边界：应在互联网医院网络边界设置访问控制规则。默认情况下，除允许通信外，受控接口拒绝所有其他通信。在关键网络节点处需检测、防止或限制从外部发起的网络攻击行为。同时，需部署防病毒网关、统一威胁管理系统（unified threat management，UTM）等恶意代码防护系统，实现对恶意代码的检测和清除，并及时更新防护机制。

4）安全计算环境

身份鉴别及访问控制：应采用CA数字认证技术对用户进行身份鉴别。

安全审计：对互联网医院信息系统的重要用户行为及安全事件进行审计，定期备份审计日志，确保审计记录保存不少于6个月。

数据完整性及保密性：具有医学文书效力的资料（如病历、处方）等，需要附加接诊医生的CA数字签名和可靠时间戳。

数据备份与恢复：根据数据重要性及对系统运行的影响，制定数据备份和恢复策略。

5）安全管理中心

系统管理：对系统管理员进行身份鉴别，只允许其通过专用命令或管理界面执行对应操作，并对操作全过程审计。

审计管理：对审计管理员进行身份鉴别，只允许其通过专用命令或管理界面执行对应操作，并对操作全过程审计。

安全管理：对安全管理员进行身份鉴别，只允许其通过专用命令或管理界面执行对应操作，并对操作全过程进行审计。

集中管控：划分专用管理区域，对网络中安全设备或组件实施集中管控；建立安全信息传输路径，实现对安全设备或组件的远程管理与配置。

2. 技术标准

（1）功能要求：互联网医院信息系统软件产品应在功能性、性能效率、兼容性、易用性、可靠性、信息安全性、维护性、可移植性等方面满足《系统与软件工程 系统与软件质量要求和评价（SQuaRE）第51部分：就绪可用软件产品（RUSP）的质量要求和测试细则》（GB/T 25000.51—2016）要求。

（2）安全要求：互联网医院信息系统应按照网络安全等级保护要求，定期进行第三级网络安全等级保护测评，并满足互联网医院管理规章中的网络安全和数据隐私安全规范要求。

此外，客户端应用软件的运营机构应依据《中华人民共和国网络安全法》及GB/T 25000.51—2016的要求，加强客户端应用软件的安全开发，在版本更新过程中始终遵循安全标准。

（3）性能要求：互联网医院信息系统应具备支撑高峰期多用户并发业务的能力，覆盖典型业务、复杂业务流程、频繁的用户操作等场景。系统需满足业务运行的性能需求，保障交易成功率和系统可用性，其中并发成功率应为100%，交易成功率大于99%。系统运行过程中中央处理器（central processing unit，CPU）平均利用率不大于85%，并具备压力解除后的自恢复能力。

三、加快推进互联网医院纵深发展建议

（一）尽快制定"互联网医院 2035 发展战略规划"

建议国家卫生行政部门尽快出台"互联网医院2035发展战略规划"以及配套政策，包括互联网医院总体规划、准入和退出机制、运行效率评价体系、社会资本监管规范、互联网医院医师执业指南、数据采集存储和挖掘标准等，从财税、创新、投资、法律等方面为互联网医院建设提供一揽子解决方案，鼓励先行探索，在规范管理的同时给予必要支持。

（二）推进互联网医院分级管理

建议在"三医联动"改革背景下，对互联网医院重新定义，依托现有医院分级制度，通过医疗机构规模、人才技术力量、医疗硬件设备等要素对互联网医院资质审批实施等级划分。细化互联网医院等级评审标准，确保三级互联网医院"看别人看不了的病，断别人断不了的症，开别人开不了的刀"。明确互联网医院上下级联动关系，三级医院负责解决二级医院难以处理的病例，二级医院解决一级医院或基层医疗机构无法解决的病例，以此类推。发挥互联网医院快速转诊和远程诊疗优势，促进医疗资源合理配置。

（三）统筹建设省级集约型互联网医院

地方卫生行政部门是医疗资源配置的关键主体，也是打造集约型互联网医院的核心力量。建议国家鼓励建立省级集约型互联网医院，形成以各级实体医疗机构为主体，以互联网公司为信息平台支撑，医学影像、检验、病理、药品配送等第三方共同参与的协同发展生态。相关部门密切配合、形成合力，建立政府主导、多方参与、资源共享、协同推进的工作格局。在2～3年内打造一批示范项目，有序推动实体医疗机构功能向互联网医院迁移；同时健全数据标准，利用数据资源助力人群健康监控和预警，推动疑难病、罕见病诊疗等前沿医学探索，提升我国大医疗、大健康发展水平。

（四）加强互联网医院监管机制和信息安全防护体系

建议在行医资质、问诊记录、查对制度、医疗文书、处方管理、医保超范围支出、三级检诊、药品配送、疑难病例讨论和医患沟通10个方面，细化监管规则，进一步规范网上诊疗行为，防止骗医、骗保、假医假药等现象。同时，要严守互联网信息安全底线，从实体医疗机构和虚拟软件平台两方面，加强数据采集、存储、分析及应用过程中的重要信息防护，强化隐私保护。

（五）构建多层次人才队伍，提高人性化服务品质

建议采用学历教育和继续教育相结合的模式，针对互联网医院人才培养要求，系统规划，分岗位实施，着重推行复合型人才激励机制，构建由医务人员、平台管理人员、技术保障人员和志愿者服务团队组成的多层次人才队伍。互联网医院不能以牺牲老年人、残障人士的利益为代价。因此，志愿者服务团队建设尤为重要。建议将其与国家老龄化应对战略一并考虑，持续致力于打造弱势群体友好界面，提升互联网医院人性化服务品质。